호르몬
밸런스
HORMONE
BALANCE

하버드 의대가 밝혀낸 젊고 건강한 사람의 비밀

호르몬 밸런스

네고로 히데유키 지음 | 이연희 옮김

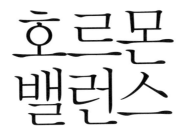

다섬
라이프

호르몬은 내 몸을 살리는
유능한 일꾼이다

왜 갑자기 늙는 걸까?
왜 의욕이 사라질까?
왜 병에 걸리기 쉬운 걸까?

결론부터 말하자면, 원인은 바로 호르몬이다. 우리의 온몸
을 밤낮없이 여행하고 있는 화학물질이다. 의학적으로 설명하
면 몸의 한 기관에서 합성, 분비되어 체액, 혈액을 타고 몸속을
순환하며 여러 기관에서 효과를 발휘하는 물질을 호르몬이라고

부른다.

이 호르몬은 100종이 넘는다. 대표적으로 뇌의 송과체라고 불리는 장소에서 멜라토닌이, 갑상샘에서 갑상샘 호르몬이, 췌장에서 인슐린이, 부신에서 부신피질 호르몬이, 고환(남성)에서 테스토스테론이, 난소(여성)에서 에스트로겐이 분비된다. 이처럼 우리 몸에서는 많은 호르몬이 분비된다. 신체 여러 곳에서 밤낮으로 분비되어 순환하며, 몸이 제대로 기능할 수 있도록 도와주는 '서포터'라고 이해하면 된다.

이 호르몬에 의해 젊음과 건강이 유지되는데, 호르몬의 기능은 20세를 기점으로 나이를 먹어감에 따라 서서히 저하된다. 지나치게 호르몬 기능이 떨어지거나, 호르몬 밸런스가 무너지면 노화가 빨리 진행되고 병에 걸리기 쉬워진다.

사람의 몸을 제어하는 두 개의 거대한 시스템이 있다. 하나는 최근 화제로 떠오른 '자율신경'이고, 다른 하나는 이 책에서 다룰 '호르몬'이다.

자율신경은 평상시에 심장을 움직이고, 호흡하고, 체온을 조절하고, 땀을 흘리고, 음식을 소화하는 생명 유지 기능을 도와주는 활동을 한다. 우리는 '슬슬 호흡해볼까?'라고 생각한 다음 숨을 들이쉬고 내쉬지 않는다. '날씨가 춥네'라고 생각한 다음 몸을 부들부들 떠는 게 아니다. 이것이 모두 자율적으로 행해지도록 하는 게 자율신경이다.

자율신경에는 교감신경과 부교감신경이 있다. 우리 몸을 긴장하게 하는 것이 교감신경이고, 반대로 느슨하게 하는 것이 부교감신경이다. 그래서 교감신경은 '의욕의 신경', 부교감신경은 '휴식의 신경'이라고 불린다.

한편 우리의 몸속에는 태어날 때부터 탑재된 체내 시계가 있다. 지구의 자전에 따라 하루 24시간 주기로 해가 뜨고 해가 지는, 이런 매일의 자연 현상에 적응하기 위해 생체 리듬을 만들어내는 것이 체내 시계다.

체내 시계는 전신의 약 60조 개 세포 각각에 존재하는 시계 유전자를 바탕으로 신경을 컨트롤한다. 이 체내 시계에 따라 낮에는 교감신경이, 밤에는 부교감신경이 우위가 되어 활동하도

록 시간표가 짜여 있다. 그러므로 낮과 밤이 바뀐 생활을 계속
하면 체내 시계의 혼란으로 두 개의 신경 밸런스가 무너져 자율
신경이 제대로 작동하지 못하게 된다.

　호르몬도 마찬가지로 (전부는 아니지만) 체내 시계에 따라 활
약하도록 시간표가 정해져 있다. 낮은 적극적으로 활동하기 위
한 호르몬이, 밤은 낮 동안의 혹사로 피로해진 몸과 상처 입은
세포의 회복을 위한 호르몬이 활약하는 귀중한 시간이다.

　체내 시계가 혼란에 빠져 호르몬의 역할 분담이 제대로 이
루어지지 않으면, 몸이 본래 가지고 있는 힘을 발휘하기 어려워
질 뿐만 아니라 전신의 회복도 충분히 이루어지지 않아 젊음과
건강을 해치게 된다.

　여기에서 중요한 사실은 '안티에이징 효과를 발휘하고 싶
다면, 밤에 호르몬이 일할 수 있는 환경을 만들어야 한다'는 것
이다. 수면 중 우리의 몸에서는 적극적인 회복이 이루어진다. 말
하자면 우리의 몸은 '재생 공장'으로 변신한다. 공장을 효율적으
로 가동하기 위해서는 거기에 사용될 도구를 빠르게 공급해야

하고, 공급받은 도구를 이용해 공장을 가동할 작업 시간이 필요하다.

이 비유를 풀어보면 밤의 재생 공장에서 사용되는 도구는 호르몬이며, 도구가 공급되기 위한 공급로는 혈관이다. 그리고 공장이 가동되는 작업 시간은 바로 수면 시간이다.

앞서 말한 대로, 체내 시계의 시간표에 따라 수면 중에는 전신 세포의 회복을 위한 도구인 호르몬이 증가한다. 그리고 우위가 된 부교감신경이 모세혈관을 이완시켜 회복에 필요한 호르몬이 포함된 혈액을 필요로 하는 기관으로 흘러갈 수 있게 공급로를 만든다. 도구와 공급로가 준비되면 이 모든 과정을 제대로 수행하기 위한 작업 시간, 즉 수면 시간을 확보하는 것이 중요하다. 밤에 일하는 호르몬의 업무 환경을 조성하기 위해서는 도구, 공급로, 작업 시간이 삼위일체가 되어야 한다. 이것이 효과적인 안티에이징을 위한 기본이다.

미국안티에이징약학회(American Academy of Anti-Aging Medicine)가 설립된 것은 1992년이고 일본안티에이징학회가 설립된 것은 2001년이다. 이후 세계적으로 장수유전자와 시계유전자, 텔로미어(염색체 말단에 있는 보호 구조물. 세포 분열을 할 때마다 짧아지며 수명에 관여하므로 '수명의 회수권'이라고도 불린다) 등 노화와 관련된 발견이 점차 늘고 있다.

안티에이징이 새로운 학문 영역인 것은 분명하다. 의학자와 과학자의 기대는 점점 더 높아지고, 예방 의학의 한 분야로서 의학계에서 활발한 연구가 진행될 것이다. 그리고 이러한 흐름의 주역이 바로 호르몬이라는 사실은 의심의 여지가 없다.

호르몬은 모든 생명 유지 활동을 지원하고 있다. 뇌의 시상하부가 정보를 수집하고 뇌하수체에 구체적인 지시를 내리며, 뇌하수체는 각각의 내분비기관에 호르몬을 만들라고 명령한다. 사령탑인 시상하부는 밤낮으로 몸을 순환하는 호르몬 분비의 증감에 대해서도 지시한다. 우리가 살아 있는 한 호르몬은 활동할 것이며, 그것도 매우 유능한 일꾼임이 틀림없다.

앞서 말한 자율신경은 호르몬과 함께 몸을 정상적으로 움직이게 하는 기본 기능이다. 그리고 호르몬이 정상적으로 분비되어야 건강이 유지되고, 동시에 자율신경의 밸런스도 유지할 수 있다. 두 개의 시스템은 표리일체의 관계다. 이 자율신경과 호르몬의 통제하에 있는 것이 전신을 돌고 있는 혈관이며, 그 혈관을 타고 자율신경과 호르몬이 힘을 발휘한다.

이 책의 목적은 단순히 호르몬에 대해 공부하는 것이 아니다. 최신 연구 성과를 응용하여 호르몬을 최대한 자기편으로 만들기 위한 생각법을 공부할 것이다. 그 생각을 통해 젊음을 유지하고, 병에 걸리지 않는 방법을 체득할 수 있다. 호르몬을 '활용'하는 노하우를 알려준다는 의미에서 지금까지 없던 새로운 책이라 할 수 있다.

노화의 구조, 젊음을 되돌리는 비결, 병과 호르몬의 관계, 욕망과 호르몬의 관계, 남성 호르몬과 여성 호르몬의 차이, 호르몬의 힘을 최대로 끌어올리는 습관 등을 통해 평소의 고민을 해결하고, 하루하루를 상쾌하게 보낼 수 있는 '간단 호르몬 활용법'을 제안할 것이다. 호르몬을 이해하고 일상생활에서 활용하는 것이 이 책의 목적이기 때문에 의학적인 상세한 기술은 지양

하고, 일반 독자도 쉽게 이해할 수 있도록 설명했다.

　사람은 누구나 호르몬을 가지고 있다. 그것을 어떻게 활용하는지에 따라 '나이가 들어도 젊은 사람'과 '나이에 비해 늙은 사람'의 차이를 만든다. 이 사실을 명심하고 끝까지 책을 읽어주길 바란다.

네고로 히데유키

제1장
호르몬이 활발하면
절대 늙지 않는다

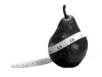

제2장
인생이 즐거운 만큼 호르몬도 늘어난다

제3장

줄어드는 호르몬
얼마든지 되살릴 수 있다

제4장

호르몬을 내 편으로 만들어 활용하는 방법

호르몬이 활발하면
절대 늙지 않는다

"호르몬이 정상적으로 활동하는가에 따라
건강과 젊음은 180도 바뀐다."

호르몬이 건강과
젊음을 좌우한다

호르몬은 우리 몸이 제대로 기능할 수 있도록 도와주는 고마운 서포터다. 하지만 "호르몬이 무슨 일을 하지?"라고 생각하는 사람이 있을지도 모른다. 어려운 개념은 차치하고 일단 '몸을 제어하기 위해 만들어진다'라는 사실만 기억해두자. 간단하지만 이것이 핵심이다.

우리의 몸은 60조 개의 세포로 이루어져 있다. 하지만 하나하나의 세포가 제각각 움직이면 전신의 항상성이 유지될 수 없다. 호르몬은 각각의 세포가 본래 가진 기능을 유지하고, 세포의 운전 속도를 조절하는 작용을 한다.

호르몬은 자율신경과 함께 60조 개의 세포로 이루어진 우리의 몸을 제어하는 2대 기구 중 하나로, 우리가 모르는 사이에 몸을 움직이고 회복시키며 체내 환경의 항상성을 지키는 역할을 한다.

또 정신적 스트레스, 외상, 감염 등에 대한 생체 방어 반응에도 관여하며, 외부 환경의 변화에도 대응한다. 그 외에도 에너지 대사, 몸의 발육, 생식 기능의 유지 등 생존을 위한 매우 중요한 역할을 맡고 있다.

자율신경은 최근 몇 년 사이 화제가 됐다. 그에 비해 호르몬은 여성에게는 관심도가 높지만, 남성은 그다지 관심을 두지 않는다. 호르몬의 종류가 다양해 모두 알기 어렵다는 점 때문인지도 모른다.

호르몬과 자율신경을 2대 제어 기구라고 부르는데, 때에 따라 자율신경보다 호르몬이 더 중요해지기도 한다. 왜냐하면 이 호르몬이라는 생리 활성 물질의 유무와 정상적인 작동 여부에 따라 우리의 일상생활, 건강 상태, 젊음이 180도 달라지기 때문이다.

우리 몸은
잠자는 동안 다시 태어난다

체내에는 항상 많은 양의 호르몬이 순환하고 있다. 이 수많은 호르몬 중에서 우리의 몸을 매일 다시 태어나게 하는 '성장호르몬'과 '멜라토닌'에 대해 알아보자.

이 두 가지 호르몬은 수면 중에 활발히 움직이는 안티에이징 호르몬으로 유명하다. 부교감신경이 우위를 차지하는 심야에 우리 몸을 회복시키는 역할을 한다. 말하자면 그림 동화 『구둣방 할아버지와 요정』에 등장하는, 밤마다 할아버지 몰래 구두를 만드는 꼬마요정 같은 존재다.

성장 호르몬은 이름 그대로 몸의 성장을 촉진하는 호르몬이다. 수면 중에 더 많이 분비되며, 이 호르몬의 작용으로 뼈가 굵어지고 근육이 붙고 키가 자란다. 그래서 잠을 잘 자는 아이가 건강하게 자란다. 그렇다면 이미 성장이 끝난 성인은 성장 호르몬을 무시해도 좋을까? 정답은 'No'다. 성장 호르몬은 성인에게도 중요하다.

우리 몸은 수면 중에 '재생 공장'으로 변한다. 예를 들어 피부의 표피 가장 아래쪽에 있는 기저층에서 새로운 세포가 생산되면, 이 새로운 세포와 교체되도록 오래된 세포를 피부 밖으로 밀어 올린다. 이것이 각질층까지 올라와 각질의 형태로 떨어져 나간다. 이러한 피부 재생 주기는 약 4주다.

피부 재생은 피부의 신진대사라고도 할 수 있는데, 수면 중에 이 신진대사가 가장 활발하게 이루어진다. 그리고 수면 중 신진대사를 돕는 것이 바로 성장 호르몬이다. 흔히 '미인은 잠꾸러기'라고 하는데, 이는 최신 의학 연구를 통해서도 증명되었다.

뿐만 아니라 수면은 뼈도 튼튼하게 만든다. 사람의 뼈는 약 5년 주기로 재생되고 새로운 조직으로 바뀌는데, 이런 골대사 역시 수면 중에 가장 활발히 이루어진다.

잠만 잘 자도
노화를 늦출 수 있다

수면 중에는 면역 기능이 향상되어 그에 따른 병원체(바이러스나 세균, 암세포 등)의 퇴치가 체내에서 이루어지는데, 이때 활동하는 게 멜라토닌이다.

멜라토닌은 여러 우수한 기능을 가지고 있는데, 그중 하나가 질 좋은 수면이다. "어제까지 몸이 좋지 않았는데, 자고 일어나니 거짓말처럼 나았다", "계속되던 고열이 아침이 되니 떨어졌다"는 건 자는 동안 면역력이 향상되어 바이러스를 물리친 결과다. 이처럼 멜라토닌에는 면역력을 높이는 기능도 있다.

또한, 멜라토닌은 프리라디칼을 제거하는 귀중한 호르몬이다. 프리라디칼은 '몸이 제대로 작동하지 못하게 하는 존재'다. 세포에서 에너지가 생산될 때 나오는 물질이며, 피부의 검버섯이나 주근깨의 원인이 되는 활성산소도 이 프리라디칼의 일종이다.

스트레스를 받으면 프리라디칼은 점점 증가한다. 프리라디칼은 '노화와 다양한 질병의 원인'이며, 우리가 앓고 있는 많은 질병이 이 프리라디칼과 관련되어 있다. 암, 심근경색, 당뇨병, 고혈압, 뇌졸중, 심부전, 위궤양 등 다양한 질병에 관여하는데, 그런 프리라디칼에도 천적이 있다. 바로 멜라토닌이다.

멜라토닌은 프리라디칼을 발견하는 즉시 달라붙어 무해하게 만든다. 그러므로 노화의 주원인으로 악명 높은 프리라디칼을 퇴치하기 위해서는 충분한 수면이 필요하다.

덧붙여 멜라토닌은 정신을 안정시키는 작용을 한다. 식사와 운동에 신경을 써도 수면을 경시하면, 성장 호르몬과 멜라토닌, 이 두 가지 안티에이징 호르몬의 활동이 저하되고 마음의 안정도 얻을 수 없다. 이에 대해서는 뒤에서 더 자세히 설명하겠다. 그리고 성장 호르몬과 멜라토닌은 중요한 호르몬인 만큼 앞으로도 자주 등장할 예정이다.

호르몬은 생활 습관으로
컨트롤할 수 있다

여기까지 읽은 독자라면 호르몬의 '위대한 힘'을 조금이나마 느낄 수 있을 것이다. 이 위대한 호르몬에는 다섯 가지 특징이 있다.

첫째, 내분비성을 가진 물질이다. 땀, 타액, 위액 같은 물질은 도관(導管)을 통해 밖으로 분비되는 외분비성 물질이다. 반대로 호르몬처럼 도관을 통하지 않고 각 기관에 직접 분비되는 물질을 내분비성 물질이라고 부른다.

둘째, 호르몬은 혈액 등의 체액을 통해 각 곳으로 분배된다.

호르몬을 만들어내는 장소의 주변, 혹은 생성 장소에서 활동하는 예외적인 경우도 있지만, 기본적으로 생성된 후에는 혈액을 타고 체내의 필요한 곳으로 운반된다.

셋째, 체내에는 호르몬을 받아들이는 스위치, 즉 수용체가 있다. 호르몬은 내분비 성질을 띠고, 혈관을 통해 각 곳에 운반되지만, 기본적으로 잘못된 장소에서 작용하는 일은 없다. 왜냐하면, 다양한 호르몬 중에서 필요한 호르몬만 캐치하는 수용체가 각 기관에 있기 때문이다.

넷째, 표적 세포 유전자의 움직임을 컨트롤한다. 표적 세포는 수용체를 가지고 있어서 호르몬을 캐치해 실질적인 작용을 받는 세포인데, 그 표적 세포에 신호를 전달해 세포 내의 유전자까지 조정할 수 있다.

다섯째, 자가 분비성이다. 다소 예외적인 경우지만, 분비되는 장소에서 그대로 작용하거나 분비한 세포의 바로 옆 세포에서 작용하면서 생리적인 힘을 발휘한다.

이런 호르몬의 다섯 가지 특성을 잘 알면, 이를 최대한 살리는 생활 습관을 실천할 수 있다. 물론 각각의 호르몬을 유용하게 활용하는 방법은 모두 다르지만, 우선 호르몬 전체를 몸의 제어 기구로 삼아 그 힘을 종합적으로 발휘하는 것을 목표로 하면, 자연스럽게 최적의 생활 습관을 얻을 수 있을 것이다. 그리고 그것이야말로 병에 걸리지 않고 젊음을 유지하는 최고의 비결이다.

건강한 정상인의 경우, 보통 적당량의 호르몬이 분비되도록 컨트롤하는 메커니즘(피드백 제어)이 갖추어져 있다. 각각의 호르몬 중에서도 스스로 컨트롤이 가능한 호르몬을 능숙하게 통제해 자기편으로 만들어보자. 이 테크닉에 대해서는 앞으로 천천히 설명하겠지만, 호르몬은 체내 시계, 즉 시계유전자로 제어되는 호르몬과 제어되지 않는 호르몬으로 나뉜다. 또 의식적인 부분, 즉 매일의 습관이나 사고법에 좌우되는 호르몬이 있고 그런 영향을 받지 않고 자동으로 분비되는 호르몬도 있다.

단순히 호르몬이라고 총칭하여 부르지만, 그 성격은 각기 다르기 때문에 일률적으로 '호르몬은 이렇다'라고 말할 수는 없다. 하지만 생활 습관과 사고법에 영향을 받는 호르몬이 다수 있는 것은 사실이다. 활기찬 일상을 유지하고 싶다면 호르몬에 대한 이해를 높여, 실천 가능한 습관을 점차 일상생활에 끌어들여야 한다.

호르몬은 혼자
활동하지 않는다

우리의 몸은 장기에서 세포에 이르기까지 방대한 조각들로 구성되어 있는데, 전신 세포가 갖는 본래의 힘을 환경에 대응하면서 최대한 끌어내기 위한 서포터가 바로 호르몬이다.

몸은 환경 조건이 변하면 바로 반응한다. 서늘한 계절과 더운 계절에 따라 다르고, 식전과 식후, 취침 전과 기상 후도 다르다. 호르몬은 이러한 환경 조건에 적응하기 위한 기술자이며, 우리의 몸을 마음대로 움직이기 위한 제어 기구다. 호르몬이 각자 담당하는 신체 부위에서 제 기량을 발휘할 때, 몸은 더 좋은 상태를 유지할 수 있다.

세포가 본래 가진 힘을 끌어내기 위한 이상적인 환경을 만드는 것이 장기의 기능을 100퍼센트 끌어내는 동시에, 장기를 상하지 않게 하는 방법이다. 그래야 노화와 병을 제어할 수 있다. 그러므로 호르몬이 최대한의 힘을 끌어낼 수 있는 생활 습관이 필요하다.

한편, 어떤 호르몬 하나가 단독으로 이 모든 복잡한 작용을 하는 건 아니다. 하나의 호르몬 기능은 다른 많은 호르몬과 연관되어 있으며, 그것에는 연계 플레이가 필요하다.

앞서 말했지만, 호르몬은 혈액을 사이에 두고 운반되는 특성이 있으므로, 혈액의 흐름이 정체되면 호르몬 밸런스가 무너진다. 몸을 혹사하거나 심신에 과부하가 걸리는 생활이 계속되면 당연히 호르몬의 흐름이 무너지고, 호르몬 동료 간의 연계 플레이가 무너진다.

이는 몸의 제어 기능을 유지하는 측면에서 마이너스이기 때문에, 몸의 밸런스가 깨지고 병에 걸릴 가능성이 커진다. 그러므로 일상생활에서 항상 호르몬과 연계 플레이를 한다는 마음가짐을 갖는 것이 중요하다.

이유 없는 컨디션 난조는
성장 호르몬 때문이다

안티에이징과 관련된 호르몬은 몇 개가 있는데, 그중에서 가장 중요한 것이 성장 호르몬과 멜라토닌이다.

성장 호르몬은 앞서 말한 대로 '몸을 성장시키는 호르몬'이다. 전신의 대사를 돕고 세포 사이의 아미노산 교환을 촉진하며 아미노산의 유입과 동화를 보조한다. 뇌하수체가 성장과 관련되었다는 사실이 밝혀진 후 성장 호르몬에 대한 연구가 세계적으로 추진되었다. 성장 호르몬의 분비가 가장 활발하게 이루어지는 때는 20세다. 40세에는 20세에 비해 분비가 반으로 줄어들며, 60세에는 20세의 4분의 1이 된다.

덧붙여 우리는 나이가 들어도 성장 호르몬과 인연을 끊을 수 없다. 성장이 끝났다고 해서 그 역할이 끝나지는 않는다. 몸을 유지하기 위해 계속 필요하다. 낮 동안의 활동으로 상처 입은 세포를 보수하고 신진대사를 돕는 등의 움직임을 제어하는 것이 성장 호르몬이다. 성장 호르몬은 아래의 중요한 활동을 담당하고 있다.

- 내장과 기관을 만들고 복원한다.
- 새로운 피부를 만든다.
- 근육을 만들고, 복원하고, 증강한다.
- 뼈를 만들고, 복원하고, 증강한다.
- 면역력을 강화한다.
- 뇌와 시력의 활동을 좋게 한다.
- 콜레스테롤 수치를 낮춘다.

나이를 먹을수록 차츰 이유를 알 수 없는 컨디션 난조에 고민하는 사람이 늘어나는데, 이는 성장 호르몬의 분비량이 줄어 상처 입은 세포를 충분히 복원하지 못하기 때문이다. '피곤이 좀처럼 풀리지 않는다', '체력이 급격하게 쇠약해졌다' 등 노화 현상으로 느껴지는 증상들은 성장 호르몬의 감소가 관여하고 있을 가능성이 있다.

특히 성장 호르몬이 부족하면 피부의 턴 오버(재생 주기=신진대사)율도 떨어지기 때문에 미용 측면에서도 좋지 않다. 40대부터 50대에 걸쳐 피부가 처지거나 거무스름해지는 등 폭넓은 의미에서 피부가 노화하는데, 여기에도 성장 호르몬이 적잖이 관여하고 있다.

우리는 흔히 "그 사람은 나이에 비해 젊다" 혹은 "나이에 비해 늙어 보인다"라고 말하는데, 이는 줄어들기 시작한 호르몬을 '최대한 끌어내는 생활 습관'을 가진 사람과 줄어들기 시작한 호르몬을 '더욱 줄어들게 하는 생활 습관'을 가진 사람의 차이라고 할 수 있다.

성장 호르몬을 늘릴
'적당 삼총사'

중장년층에서 사람에 따라 차이가 크게 드러나는 것이 바로 '수면의 질'이다. 수면의 질이 떨어지면 여러 호르몬의 힘이 저하되고, 이 호르몬은 다시 수면의 질을 낮춘다. 악순환의 반복이다.

수면 호르몬인 멜라토닌이 줄면 40대 중반에서 50대 중반에 걸쳐 잠들기 어려워지거나 수면의 깊이가 점점 얕아진다. 나이가 들면서 깊은 논렘수면과 얕은 렘수면이 더욱 짧아진다. 그리고 한밤중에 깨어 화장실에 가는 횟수가 늘어난다.

이는 '항이뇨 호르몬(바소프레신)'과 관계가 있다. 이 호르몬은 소변을 만들어내는 활동을 억제하는데, 어느 정도 연령까지는 충분히 분비되지만, 나이가 들면 분비량이 줄어들기 시작하고 50대에는 상당히 저하된다. 그 결과 이뇨 작용을 억제할 수 없게 되어 자주 화장실에 가고 싶어지고, 수면 자체도 얕아진다.

그렇다면 어린이와 달리 성장 호르몬이 감소하는 성인도 수면의 질을 높이면 성장 호르몬의 분비를 증가시킬 수 있을까?

안타깝게도 성인의 경우, 이미 감소한 성장 호르몬을 수면으로 증가시킬 수는 없다. 하지만 수면 이외에도 성장 호르몬의 분비를 증가시키는 방법은 있다.

적당한 공복감
적당한 스트레스
적당한 운동

꼭 기억해둬야 할 '적당 삼총사'다. 만복 상태가 계속되면 성장 호르몬은 분비되지 않지만 적당한 공복 상태는 성장 호르몬의 분비를 촉진한다. 보통 식사 후 서너 시간 안에 소화가 이루어지므로, 그 후가 공복 시간이 된다. 공복 시간이 너무 길면 오히려 스트레스를 받을 수 있으니, 식사와 식사 사이에 다섯

시간 정도 여유를 두는 것이 좋다. 공복을 유지하기 위해 다음의 세 가지를 반드시 지켜야 한다.

간식은 삼갈 것
하루 세끼 규칙적으로 식사할 것
배에서 '꼬르륵' 소리가 나게 할 것

적당 삼총사 두 번째에 해당하는 스트레스에는 여러 가지 종류가 있다. 마음으로부터의 불안, 분노, 위험을 느끼는 수준의 스트레스는 좋지 않지만, 마음이 불편하지 않은 정도로 피로감을 느끼는 수준이라면 그 상태를 적당히 회복시키기 위해 성장 호르몬의 분비가 촉진된다. 스트레스로 인한 성장 호르몬의 촉진을 위해 일이나 취미 등 어떤 목표를 설정하고 열중해보자.

그리고 생활에 강약을 주는 것이 중요하다. 적당한 운동은 근육을 사용하게 하는데, 이때 세포가 적당히 손상된다. 세포가 손상되면 스트레스를 받았을 때와 마찬가지로 성장 호르몬의 분비가 촉진된다. 이때에는 효과를 높이기 위해 유산소 운동과 무산소 운동을 적절히 혼합하여 실시하는 것이 중요하다(이 방법에 대해서는 뒤에서 자세히 설명하겠다).

그리고 또 한 가지 중요한 것은 연령과 함께 감소한 성장 호르몬의 분비를 더는 감소시키지 않는 것이다. 내가 소속된 하버드대 수면 의학연구실 연구에 의해 밤 12시부터 아침 7시 사이에 잠을 깊이 자면 성장 호르몬의 분비가 높아진다는 사실이 밝혀졌다.

교대 근무 등의 이유로 같은 시간에 잠자는 것이 어려운 사람도 있지만, 가능한 같은 시간대에 잠을 자야 그 연령에서 낼 수 있는 성장 호르몬을 제대로 분비할 수 있다.

멜라토닌,
내 몸속 숨은 공로자

멜라토닌은 몸의 '재생 공장'을 서포트하는 중요한 호르몬이다. 뇌의 송과체라는 장소에서 생산되는 멜라토닌은 잠을 자는 동안 분비된다. 수면 자체의 질을 높이는 중요한 기술자이기도 한 멜라토닌은 성장 호르몬의 분비를 촉진하는 어둠 속의 공로자라고도 할 수 있다. 멜라토닌의 주요 역할은 다음과 같다.

질 높은 수면 유도
면역력 향상

프리라디칼의 제거(항산화 작용)

콜레스테롤 수치 저하

멜라토닌에 대한 중요한 사실은 좋든 나쁘든 빛에 몹시 민감하다는 점이다. 멜라토닌의 감소를 막는 대표적인 방법은 매일 규칙적으로 햇볕을 쬐는 것이다.

하버드대 수면 의학연구실 연구에 따르면, 인간의 체내 시계는 24시간 11분으로 각인되어 있다. 자전 주기인 24시간과 11분의 오차가 있는데, 몸은 이 오차를 조정하려고 한다. 이때 중요한 활동을 담당하는 것이 햇볕이다.

아침 햇볕을 쬐면 체내 시계의 타이머가 세팅되어 그때부터 약 열다섯 시간 후에 멜라토닌이 분비되기 시작한다. 멜라토닌에 의해 인체 심부 체온이 내려가고 자연스레 졸음이 온다.

또 멜라토닌은 면역력 향상에도 도움을 준다. 태어날 때부터 인체에 갖춰져 있는 면역력이 올바르게 작용하면, 감기 같은 바이러스를 무찌르거나 장기에 생긴 여러 가지 종양을 격퇴하는 효과가 있다.

심막 및 심장 대혈관의 앞쪽에 있는 림프 기관인 흉선에서 생산된 T세포는 종양을 물리치는 면역 팀의 일원인데, 흉선을 자극하여 T세포를 생산하는 것이 멜라토닌이다. 암을 예방하거나 증식을 늦추는 일에도 멜라토닌이 간접적으로 공헌하고 있다.

멜라토닌은 앞서 말한 프리라디칼의 제거에도 공헌한다. 인체의 산화는 다양한 병을 일으키는데, 산화를 일으키는 것이 프리라디칼이다. 이 프리라디칼은 노화의 주요 원인이다. 그러므로 프리라디칼을 제거하는 멜라토닌을 만들어내면 노화를 막을 수 있다.

멜라토닌을 만들기 위한 일광욕에는 규칙이 있다. 아침에 일어나 햇볕을 쬐는 것은 중요하지만, 같은 빛이라고 해도 저녁부터 밤사이에 인공적인 빛, 특히 스마트폰, 컴퓨터, 태블릿 PC 등에서 나오는 블루라이트는 피해야 한다. 밤에 쬐는 빛은 반대로 멜라토닌 생산을 억제한다.

이에 따라 멜라토닌에 의한 심부 체온을 저하하는 작용과 수면 촉진 작용이 저하되어 체내 시계가 거꾸로 돌아간다. 그러면 다른 호르몬의 분비에도 영향을 미쳐, 호르몬 연계 플레이가 무너진다. 잠들기 어려워지고 수면의 질이 낮아지며, 나쁜 생활 습관으로 인한 고혈압, 당뇨, 비만 같은 '생활 습관병(lifestyle related disease)'이 생긴다.

병으로 인한 노화는
충분히 막을 수 있다

노화에 두 종류가 있다는 사실을 아는가? 하나는 생리적인 노화, 또 다른 하나는 병으로 인한 노화다.

프리라디칼은 세포가 에너지를 생산할 때 나오는 물질이기 때문에 아무리 이상적인 생활을 유지해도 우리의 체내에서는 프리라디칼의 생산을 막을 수 없다. 안타깝게도 이것은 최신 의학 기술로도 제어할 수 없다. 생명 활동을 하는 한 에너지를 만들어내야 하는데, 그 생산 과정에서 생겨난 프리라디칼은 '살아있다'는 증거이며, 그에 따른 노화를 생리적인 노화라고 부른다.

병으로 인한 노화는 근본적인 생명 활동과는 조금 다른 시점에서 발생한다. 병에 의한 노화 진행을 포함하며, 그 외에도 자외선 노출, 산화한 음식물 섭취, 수면 부족, 스트레스 과다 등 생활 습관에서 오는 노화 현상을 의미한다. 다르게 말하자면, 몸에 부담이 되는 행동 때문에 일어나는 노화라고 할 수 있다.

그런 의미에서 병으로 인한 노화는 생리적 노화를 넘어선 불필요한 노화이며, 생활 습관 개선으로 예방할 수 있다. 즉, 현대는 의학 진보에 따라 노화를 제어할 수 있는 시대가 되었다고 말할 수 있다.

같은 세대라 하더라도 노화 정도에 많은 차이가 나는데, 안티에이징과 관련된 호르몬의 분비 정도를 축으로 생각하면 그 차이를 이해하기 쉽다. 먼저 지금까지 이야기한 성장 호르몬과 멜라토닌을 체내에서 최대한 활용하도록 의식하며 생활한다면 호르몬 제어가 가능해져 노화를 늦추고 젊음을 유지할 수 있다.

만약 병적인 노화를 모두 제어할 수 있다면, 우리는 120세까지 살 수 있을지도 모른다. 그저 생명을 유지하는 것이 아니라, 건강 수명을 연장하는 것이 가능해진다.

20대처럼 보이는
40대의 비밀

나이를 먹어도 젊음을 유지하고 싶다면 전신의 평균 연령을 골고루 유지할 필요가 있다. 즉, 장기의 기준 미달 기관을 만들지 않아야 한다. 예를 들어 심장, 간, 위, 신장 같은 장기에 병이 생기면 갑자기 노화하는데, 이는 병적인 노화가 가속한 상태다.

내가 소속한 하버드대학 연구팀에서는 다양한 연구에 몰두하고 있는데, 그중에는 인류의 평균 수명을 약 120세까지 연장하는 것도 있다. 단순한 수명 연장이 아니라, 60세부터 80세까지의 시간을 얼마나 충실하게 보내는가, 얼마나 건강하게 보내는가에 중점을 둔 연구다.

간단히 말해 '어떻게 건강 수명을 연장할 것인가?'가 연구의 핵심이다. 이것이 가능해지면 정년을 늦춰 노동 인구를 늘리고, 정년 이후에는 취미를 즐기면서 더욱 즐겁게 살 수 있으며, 의료비도 억제할 수 있다. 이것은 저출산 고령화 사회라는 커다란 문제를 안고 있는 국가에 매우 중요한 해결책이 될 수 있다.

호르몬의 밸런스와 자율신경의 밸런스를 조율하는 생활 습관을 유지하고, 이것이 일상생활에서 긍정적인 방향으로 움직인다면 우리의 연구 성과가 결실을 보는 날도 가까워질 것이다. 이를 위해 호르몬이라는 제어 메커니즘을 이해하고 혈관, 신경, 근육, 장기 각각의 기관을 건강하게 유지하는 게 중요하다.

살찌지 않으려면
밤에 자야 한다

잠을 잘 때 분비되는 것은 멜라토닌과 성장 호르몬뿐만이 아니다. 수면 중에는 코르티솔이라는 호르몬도 분비된다.

코르티솔은 앞서 말한 수면 리듬에 비추어 보면, 새벽 3시부터 날이 밝을 때까지 렘수면 시에 분비가 증가한다. 이른 아침에 가장 활발하게 분비되며, 저녁이 되면 감소하는 성질을 갖고 있어 '각성 호르몬'이라고도 불린다.

이 코르티솔에는 항염증 작용이 있으며, 알레르기를 억제하는 기능도 있다. 또 지방의 연소 작용을 하므로 '다이어트 호르몬'이라고도 불린다. 이상적인 수면을 통해 코르티솔이 적당히 증가하면, 자는 동안 건강하고 살찌기 어려운 상태가 된다.

한편, 코르티솔의 또 다른 이름은 '스트레스 호르몬'이다. 스트레스에 대항하여 몸을 지키기 위해 코르티솔이 분비되는데, 지나치게 분비되면 혈당치가 높아질 뿐만 아니라 면역력이 떨어지는 원인이 된다. 수면 시간이 너무 짧으면 몸은 이를 스트레스 상태로 받아들여 코르티솔이 필요 이상으로 분비되는데, 혈당치 상승, 혈압 상승을 일으킨다는 연구 결과도 있다.

각성 호르몬, 다이어트 호르몬, 스트레스 호르몬. 하나의 호르몬이지만 상황에 따라 세 가지 이름으로 불린다. 이는 호르몬이라는 물질이 좋은 방향이건 나쁜 방향이건 우리의 몸에 여러 가지 다른 작용을 한다는 사실을 말해준다.

노화는 세월이 아니라
생활 습관이 만든다

인간이 왜 노화하는지 알고 있는가? 몇 가지 가설이 있는데, 노화의 가장 큰 원인은 앞서 등장한 프리라디칼에 의한 것이라는 설이 있다. 노화의 구조를 간단히 설명하면, 나이를 먹으면서 프리라디칼이 증가하고 증가한 프리라디칼에 의해 세포가 손상되고 마지막으로 유전자에까지 영향을 미치면 세포 자체가 기능 저하를 일으키고, 나아가 각 장기의 기능까지 해치게 된다.

이와 관계된 노화설에는 '미토콘드리아설'이 있다. 전신의 세포 속에는 미토콘드리아라는 작은 기관이 있다. 세포 내 구조물, 혹은 '세포 내 에너지 공장'이라고 불리는 미토콘드리아는 에너지를 만드는 기관이다. 미토콘드리아는 생물이 살기 위한 에너지를 만들어내는데, 이것이 산소와 영양을 흡수하여 에너지를 생산하는 과정에서 프리라디칼이 발생하게 된다.

이 과정을 공장에 비유하면 이해하기 쉽다. 공장에서는 생산 활동으로 에너지를 만든다. 그 생성 과정에서 여러 배기가스가 발생하고, 그 배기가스가 굴뚝에서 뭉게뭉게 피어오른다. 이 배기가스가 바로 프리라디칼이다.

에너지를 생성하지 않으면 세포는 살 수 없다. 하지만 에너지를 만드는 동시에 배기가스, 즉 프리라디칼이 배출되어 주변의 기관과 미토콘드리아 자체를 손상하는 양면성을 갖고 있다. 이것이 생리적 노화다.

사실 미토콘드리아 자체도 노화한다. 새로 산 자동차도 시간이 지나면 불필요한 배기가스를 배출하듯이 미토콘드리아도 시간이 흐를수록 에너지 생산 효율이 저하되어 더 많은 프리라디칼을 생산하게 된다. 프리라디칼은 세포 속에서도 발생하기 때문에 유전자에 악영향을 끼칠 가능성이 있으며, 폭넓은 의미에서 마이너스 작용을 한다.

하지만 미토콘드리아는 오래된 것부터 자동으로 탈락하는 메커니즘을 갖고 있다. 어느 정도 시간이 흘러 에너지 효율이 낮아지면 세포가 탈락하여 죽도록 프로그램되어 있다. 이렇게 세포가 자연적으로 사망하는 것을 '아포토시스'라고 부른다. 아포토시스는 세포의 자살을 뜻하는데, 세포 속에서 부지런히 움직이는 미토콘드리아에도 똑같이 일어난다.

또 다른 노화의 원인으로 '호르몬 감소설'이 있다. 호르몬은 일반적으로 나이를 먹을수록 감소하며, 생활 습관에 따라 더욱 감소하는 경향을 나타낸다. 호르몬이 고갈되면 몸의 제어가 잘 안 되어 정상적인 생리 기능과 항상성을 유지하기 어려워지고, 이는 전신 노화로 이어진다. 이것을 '노화 원인의 호르몬 감소설'이라고 부른다.

마지막으로 '면역 기능 저하설'이 있다. 인체가 가진 면역 시스템은 외부에서 들어오는 이물질의 침투를 막는 우수한 방어·배제 시스템이다. 이것이 저하되면 감염 등이 생기기 쉬우며, 이에 따라 염증 반응이 일어난다. 염증이 생기면 프리라디칼이 증가하고 노화를 촉진하는 악순환이 반복된다.

또 면역에는 체내에 생기는 종양 등을 억제하는 힘이 있어서, 면역력이 저하되면 종양이 생기기 쉬운 환경이 된다. 종양이 커질수록 해당 장기가 손상되고, 체내에 기준 미달 기관이 생기게 된다. 그러면 아무리 다른 부분이 건강해도 노화가 급격히 진행될 가능성이 있다.

면역 기능의 저하는 여러 가지 면에 악영향을 끼치며, 건강과 젊음을 해친다. 감기는 만병의 근원이라는 말이 있다. 감기가 일으키는 염증 자체도 몸에 해롭지만 염증이 원인이 되어 다른 병으로 번지기도 한다. 애초에 감기에 걸리기 쉽다는 것 자체가 면역력이 저하된 상태라는 증거다.

지금까지 노화의 원인을 살펴보면 두 가지로 정리할 수 있다. '프리라디칼의 발생을 어떻게 억제할 수 있을까?', '발생한 프리라디칼을 어떻게 제거할 것인가?' 노화를 늦추기 위해서는 이 두 가지 물음의 답을 찾는 것이 핵심이다.

아침 햇볕은
행복 호르몬을 증가시킨다

노화와 더불어 고민스러운 것이 바로 스트레스다. 사람은 살면서 크고 작은 스트레스를 받는데, 이를 '어떻게 해소할 것인가?' 하는 문제를 풀지 않으면 안 된다. 해소보다는 '어떻게 사귈 것인가'라는 표현이 좋을지도 모르겠다. 스트레스와 사귀는 방법이 잘못되면 노화가 급격히 진행되기도 한다.

스트레스 완화에 관련된 호르몬은 세로토닌이다. 세로토닌은 뇌 속의 세로토닌 신경에서 분비되는 호르몬이며, 뇌의 움직임을 좌우하는 동시에 기운을 돋우는 역할도 하고 있어서 '행복 호르몬'이라고 불리기도 한다.

사실 세로토닌은 앞서 등장한 멜라토닌과도 중요한 관계가 있다. 밤에 세로토닌에 효소가 작용하면 멜라토닌으로 변한다. 햇볕을 쬐는 것이 왜 중요한지 이야기한 적이 있는데, 햇볕은 세로토닌의 분비를 촉진하고, 이는 잠을 잘 때 활동하기 시작하는 멜라토닌의 재료가 된다.

일반적으로 사람은 낮에 활동하고 밤에 잔다. 깨어나 있는 시간대에는 세로토닌이, 잠을 자는 시간대에는 멜라토닌이 활동한다. 이 둘은 마치 쌍둥이 같은 관계다. 두 가지 모두 몸에 활력을 주고 노화를 방지하는 커다란 임무를 수행하고 있다.

아침 햇볕을 쬐는 것은 세로토닌을 증가시키고, 충분한 수면을 통해 멜라토닌이 올바른 활동을 할 수 있게 한다. 둘 중 하나가 불충분하면 건강과 활력을 잃게 된다.

우울증 치료에 세로토닌이 실제와 비슷하게 증가하는 약을 사용하기도 하는데, 이것도 그 특성을 고려한 처방이다. 반대로 생각하면 우울증을 예방하기 위해서는 세로토닌을 뇌 속에서 만들어내는 것이 중요하다는 것을 알 수 있다.

덧붙이자면, 세로토닌의 재료에는 트립토판이라는 필수아미노산이 있다. 이 필수아미노산은 체내에서 만들 수 없으므로 음식물로 섭취해야만 한다. 식품 100그램당 트립토판의 함유량이 많은 음식에는 낫토, 메밀, 우유, 대두, 프로세스치즈(두 가지 이상의 천연치즈를 녹여서 향신료를 넣고 다시 제조한 가공 치즈), 명란, 호두, 육류, 아몬드 등이 있다. 반드시 식생활에 적극적으로 반영하길 바란다. 또 비타민 B6도 세로토닌 합성에 필요한데 마늘, 간, 붉은 살 생선, 피스타치오, 깨 등에서 섭취할 수 있다.

또한, 세로토닌은 행복 호르몬이라는 이름처럼 마음이 치유될 때, 리듬운동을 하고 있을 때도 많이 분비된다.

가족이나 애완동물과의 스킨십
워킹, 댄스 같은 리듬운동
천천히 하는 복식호흡
좋아하는 것을 잘 씹어 먹을 때
좋아하는 일을 하면서 스트레스를 해소할 때

수면과 식생활에 신경을 쓰고, 가능하면 느긋하고 즐겁게 지내고, 더불어 적당한 리듬운동을 하면 세로토닌을 만들어 스트레스를 완화할 수 있다. 그리고 세로토닌을 바탕으로 만들어지는 멜라토닌이 프리라디칼을 밤중에 제거하여 노화 방지 활동까지 하는 훌륭한 하루 사이클이 완성된다.

밤에 자주 깨는 건
노화의 증거다

노화 현상의 신호로 가장 주의 깊게 살펴야 하는 것은 무엇일까?

직접 외래 진료를 하면서 깨달은 것은 바로 환자의 수면 상태다. 알기 쉽게 말하자면, '수면이 갑자기 얕아지는 것'은 노화의 주요 현상이다. 가끔, 어쩌다 잠이 오지 않는 것뿐이라고 여기는 경우가 있는데, 단순히 그렇지 않은 경우도 적지 않다.

수면에는 생활 습관이 여실히 드러난다. 생활 습관이 규칙적이지 못하고 어지러우면, 수면의 질과 양이 떨어진다.

낮에 건강과 수면을 위한 호르몬(세로토닌=멜라토닌)이 제대로 분비되지 못하면 또다시 자율신경의 리듬이 나빠지고, 수면의 질이 한층 더 악화한다. 그 수면의 질과 양의 저하가 생활 습관병을 일으키는 원인이 된다.

20~30대처럼 노화가 아직 표면화되지 않은 연령대는 수면 중에 활약하는 호르몬이 풍부하므로 다소 불규칙한 생활을 해도 수면의 질이 유지되도록 몸이 회복 기능을 발휘한다.

사실 이것이 문제인데, 생활 습관이 불규칙한데도 풍부했던 호르몬은 40대를 향하면서 점점 저하된다. 이런 현상은 눈에 보이지 않기 때문에 일부러 의식하지 않으면 생활 습관을 고치기 어려운 상태가 된다. 불규칙한 습관을 계속 유지하면 40~50대에 들어서면서 가장 기본이 되는 호르몬 전체 분비량이 줄어들기 때문에 종전의 생활 습관으로는 저하된 분비량을 보충할 수 없다.

생리적인 노화는 어쩔 수 없지만, 그보다 더 급격히 진행되는 병적인 노화가 여기에서 시작된다. 노화는 나이뿐만 아니라, 우리의 생활 습관에서 일어난다.

밤낮이 바뀌는 생활은
최악이다

호르몬은 어느 하나가 독립적으로 움직이는 것이 아니라 저마다 연계하여 활동한다. 그러므로 몸 전체의 측면에서 식생활, 수면 그리고 운동을 조율하지 않으면 본래 필요한 호르몬이 제대로 활동하지 못하게 된다. 그것을 계기로 도미노처럼 전체 호르몬 밸런스가 무너지고, 낮부터 밤까지 여러 부분에서 활동해야 할 호르몬이 힘을 발휘하지 못한다.

안티에이징 호르몬인 성장 호르몬은 수면 중에서도 갓 잠든 때, 즉 잠이 깊어지는 최초의 약 세 시간의 논렘수면 사이에 하루 분비량의 70퍼센트가 분비된다. 수면에는 깊은 수면인 '논렘수면'과 얕은 수면인 '렘수면'이 있다. 논렘수면 상태에서 점차 렘수면 상태로 변하며, 날이 밝으면서 각성하게 된다.

덧붙이자면, 렘수면은 체내 시계의 지배를 받기 때문에 생활 습관이 엉망이 되어 잠드는 시간이 늦어지면 잠이 들고 얼마 되지 않아 찾아와야 할 깊은 논렘수면의 시간을 렘수면이 잠식해버리게 된다. 그러면 충분히 깊은 잠을 자기 어렵게 되고, 결과적으로 성장 호르몬의 분비까지 저하된다.

앞서 이야기했지만, 밤낮이 완전히 역전되면 수면 시간을 제대로 확보해도 본래 분비되어야 할 성장 호르몬의 양이 반감한다. 반대로 말하면, 어두운 밤에는 잠을 자고 아침에는 일어나는 생활, 즉 멜라토닌의 밸런스와 렘수면의 밸런스를 유지할 수 있는 체내 시계에 따른 생활 속에서 성장 호르몬이 가장 효율적으로 분비된다.

체내 시계가 정상적으로 작동하기 위해서는 빛을 쬐는 타이밍 다음으로 식사 타이밍도 중요하다. 세끼를 규칙적으로 먹으면 체내 시계를 배 속에서부터 맞춰갈 수 있다.

비행기 조종사나 승무원, 간호사처럼 교대 근무로 인해 밤에 잠을 자기 힘든 환경이라면 식사 타이밍을 가능한 규칙적으로 맞추어 체내 시계가 어긋나는 것을 최소한으로 줄여야 한다.

그러면 성장 호르몬 저하를 최소화할 수 있다.

현대 사회에서 모든 생활 습관을 건강에 이상적인 형태로 만드는 것은 어렵겠지만, 가능한 지킨다는 의지와 생각이 호르몬의 힘을 최대로 끌어올릴 수 있다.

혈당치를 낮추는 호르몬은
단 하나뿐이다

생활 습관은 혈당치에도 영향을 끼친다. 건강진단을 받을 때 가장 신경 쓰이는 부분이기도 한 혈당치는 혈액 속에 있는 포도당의 농도를 말한다.

사람이 살아가기 위해서 빼놓을 수 없는 것 중 하나가 당분이다. 하지만 당분은 때에 따라 우리의 건강을 위협하는 요인이 되기도 한다.

일반적으로 혈액 속에 포도당 농도가 높으면 고혈당, 낮으면 저혈당이라고 부른다. 우리 몸에는 혈당치를 높이는 여러 호르몬이 있지만, 혈당치를 낮추는 호르몬은 하나밖에 없다. 바로 '인슐린'이라는 호르몬이다.

왜 혈당치를 낮추는 호르몬은 하나밖에 없는 것일까? 그것은 인류가 역사 속에서 이미 기아 상태에 놓인 적이 있다는 사실과 관계가 있다. 기아에 대항하기 위해서는 혈당치를 높이는 호르몬이 필요하고, 그리하여 유전자에 여러 호르몬을 새겨 넣었지만, 혈당치를 낮출 필요는 낮았던 것이다.

하지만 현대에 이르러서는 환경이 완전히 바뀌었다. 칼로리가 높은 식품이 레스토랑, 식탁에 넘쳐나 조금이라도 방심하면 누구나 과식하게 된다. 그래서 요즘 같은 시대에는 혈당치를 낮추는 호르몬인 인슐린을 컨트롤하는 것이 어렵다.

여기에서 꼭 알아두어야 할 점은 우리의 생활 습관이 인슐린의 컨트롤에 깊이 관여하고 있다는 사실이다. 먼저 수면이다. 수면 시간이 짧아지고 질이 저하되면 혈당치는 상승한다.

엉망이 된 식습관을 규칙적인 리듬으로 바꾸고, 매일 생활 습관에 신경을 쓴다면 호르몬 밸런스가 극단적으로 무너지는 일은 없을 것이다. 하지만 불규칙한 시간에 폭음과 폭식을 하거나, GI지수(혈당지수)가 높은 식생활을 지속하면 혈당치가 갑작스럽게 올라가는 상태가 증가해, 혈당치를 내리는 작용을 하는 인슐린을 점점 혹사하게 된다.

혈당치가 높은 상태가 계속되면 이를 낮추는 호르몬은 인슐린 한 종류밖에 없으므로, 그 효과가 점점 떨어지거나 인슐린 자체가 고갈되어 당뇨병에 걸릴 위험이 커진다. 당뇨병은 전신을 둘러싸고 있는 모세혈관을 침식하여 노화를 진행하며, 때에 따라 죽음에 이르게 하는 위험한 병이다. 또한, 인슐린 자체에 노화를 촉진하는 작용이 있으므로 인슐린이 발생하지 않는 생활 습관이 노화를 방지하기 위해서도 중요하다.

그리고 GI지수란, 글리세믹 지수(Glycemic Index: 탄수화물이 당으로 변화하는 속도를 나타낸 수치)를 말한다. GI지수가 높은 식품에는 백미, 바나나, 팥소를 넣은 찹쌀떡, 우동, 식빵 등이 있다. 반대로 GI지수가 낮은 식품은 브로콜리, 낫토, 아몬드, 시금치, 사과 등이다. 과일과 채소의 대부분은 GI지수가 낮은 식재료라고 할 수 있다.

급격한 혈당치 상승을 막기 위해서 적극적으로 GI지수가 낮은 식품을 먹도록 하자.

우울한 감정도
호르몬 때문이다

원인을 알 수 없는 컨디션 난조로 고민하는 경우가 있을 것이다. 병원에 가서 검사해도 특별한 이상이 없고, 치료법 역시 알 길이 없다. 최근에는 '부정수소(general malaise: 머리가 무겁거나 피로감이 가시지 않고, 잠을 깊이 잘 수 없는 등 몸이 좋지 않다고 자각증상을 호소하지만 조사해도 원인을 알 수 없는 상태를 말한다)'라는 이름으로 불리기도 하는데, 여러 종류의 상담을 받아도 컨디션이 좀처럼 개선되지 않는다면 몹시 신경질이 날 것이다.

신경질까지는 아니더라도 일상생활에서 신경이 곤두서는

것도 사실은 호르몬이 크게 관여하고 있다. 여성의 경우, 월경이 시작되는 일주일 전부터 난포 호르몬(에스트로겐)이라는 성호르몬의 분비가 줄어든다. 그러면 반대로, 황체 호르몬(프로게스테론)이라는 성호르몬의 분비가 증가해 예민해지거나 권태감을 느끼고 심하면 우울해지는 증상이 나타날 수 있다. 이를 월경전 증후군(PMS)이라고 부른다.

모든 여성에게 일어나는 것은 아니지만 크건 작건 정신적인 면에 영향을 미친다. 특히 에스트로겐은 정신적 안정에 관여하는 중요한 호르몬이다.

남성에게서도 비슷한 경향을 볼 수 있다. 예를 들어 행복 호르몬이라고 불리는 세로토닌의 분비량이 저하되면, 역시나 정신적인 면에 영향을 받는다. 정신이 불안정하면 우울해지는 증상이 나타난다.

남성은 50대에 들어서면 갑자기 고집스러워지거나, 기분이 좋았다가 나빠지는 것을 자주 반복하는 등 감정의 폭이 커진다. 이러한 감정 상태의 변화에 크게 관여하는 것이 테스토스테론이라는 남성 호르몬(성호르몬)이다. 이것은 스테로이드 호르몬의 일종으로 테스토스테론을 중심으로 고환에서 생산되는 남성 호르몬은 '안드로겐'이라고 총칭한다.

남성 호르몬과
리더십의 관계

나이를 먹으면서 호르몬 전체의 분비량은 줄어든다. 호르몬의 종류에 따라 다르지만 10대에는 많은 양이 분비되며, 20~30대에는 저하되고, 40대부터 부쩍 감소하기 시작하여 50~60대에 이르면 절정기의 4분의 1 정도까지 감소한다.

남성이 갖는 테스토스테론도 당연히 나이와 함께 감소한다. 테스토스테론은 10대 후반부터 20대 초반이 분비량의 절정기다. 그 시기에 신장이 커지고 근육이 붙으며, 변성기가 오는 남성 특유의 성징이 완성된다. 그 후 완만하게 감소하는 방향으로 전환되며 50대에는 절정기의 절반 정도까지 감소한다.

40대가 되면 남성은 일과 가정에서 지금까지 없었던 여러 가지 스트레스를 경험하게 되는데, 이런 스트레스도 테스토스테론이 감소하는 이유 중 하나라고 추측할 수 있다. 테스토스테론을 포함한 안드로겐은 공격적이고 투쟁적인 특징이 있다. 근육을 단련해 외형을 남자답게 만드는 신체적 측면 외에도 정신적인 면에서 남성은 여성보다 강한 공격성을 갖는다. 이런 특징이 이와 같은 호르몬으로 만들어지는데, 안드로겐이 감소하면 정신적인 면에서도 부드러워지며, 심하면 우울한 상태가 되기도 한다.

안드로겐은 논리적 사고, 결단력 등을 담당한다. 안드로겐이 충분히 분비되는 사람은 집단에서 리더십을 발휘하고, 사람들을 이끌며, 적극적인 인상을 준다.

이 안드로겐이 감소하면 리더십 능력이 저하된다. 갑자기 결정을 내리는 일이 어려워지고, 논리적으로 생각하는 것이 귀찮아지며, 반대로 유연하게 생각해야 할 부분에서 무턱대고 완고해지는 등 지금까지의 성격과 완전히 달라지기도 한다. 자주 화를 내던 상사가 부드러워지거나, 이론보다 행동이 먼저였던 사람이 나이가 들면서 온화해지는 것은 호르몬의 변화 탓인지도 모른다.

남성의 심리적 공통점은 남성성의 특징인 공격성과 논리성인데, 말하자면 '남성의 우위성'을 드러내는 성질이 사라지는 것에 대한 심리적인 공포, 혹은 짜증이나 불쾌감, 우울한 증상과 연결 지을 수 있다.

물론 안드로겐의 감소라는 생리적인 변화를 생활 속에서 충분히 보충하여 활기찬 인생을 보내는 중장년의 남성도 많다. 거기에는 본인이 가진 긍정적인 기질과 성격이 영향을 끼치는 경우도 있고, 부인과 가족이 만들어주는 가정 환경의 영향도 있다. 안드로겐의 감소가 급격히 침울해지고, 결정을 내리지 못하며, 이유 없이 짜증을 내는 유일한 원인은 아니라는 말이다.

덧붙여 안드로겐을 증가시키기 위해서는 파(대파, 양파), 마늘, 생강, 부추, 간, 굴, 콩, 된장, 닭고기, 낫토, 양배추, 치즈, 장어 등의 식재료가 도움이 된다. 굴에는 아연이 풍부하고, 양배추는 여성 호르몬을 억제하며, 양파에는 케르세틴이라는 동맥경화를 방지하고 지방 배출에 효과가 있는 물질이 포함되어 있다.

생활 습관을 정비하여 체내 시계가 제대로 움직이도록 만든 다음, 식사에도 약간의 신경을 쓴다면 감소하는 안드로겐의 영향을 줄일 수 있다.

남성도
갱년기를 겪는다

우선 여기에서 말하고 싶은 것은 '좋지 않은 컨디션의 배경에는 여러 가지 요인이 있다'는 사실이다.

사람의 생리적인 노화에서 안드로겐과 여성 호르몬의 감소는 피할 수 없지만, 그렇다고 해서 포기할 게 아니라 의욕 저하와 짜증의 배경을 제대로 이해하는 것이 중요하다. 동시에 호르몬 전체 밸런스의 중요성을 깨닫고, 거기에 영향을 미치는 생활 습관을 고쳐야 한다. 상황을 이해하고 대책을 세우는 것으로 불안과 걱정을 줄일 수 있다.

또한, 올바른 생활 습관을 재검토하고 실천하면 생활의 질이 올라가며, 크든 작든 컨디션 난조의 개선을 실감할 수 있을 것이다.

여성의 경우에는 폐경이 있다. 폐경은 갱년기 장애의 주원인이며, 그것은 에스트로겐의 현저한 결핍을 만들어낸다. 이 시기 전후에 얼굴 홍조, 다한증, 이명, 두통, 어깨 결림, 두드러지는 피로감 등 여러 변화가 찾아온다.

반면 남성의 경우, 안드로겐의 주요 호르몬인 테스토스테론은 30대, 40대, 50대의 감소 정도가 비교적 완만하다. 그러므로 호르몬 감소로 급격하게 어떤 증상을 실감하는 일은 없다.

장기적으로 안드로겐의 분비가 저하되면, 뇌에 있는 해마 같은 신경 세포가 감소한다. 이는 치매로 연결될 가능성이 있으며, 외부에서 오는 다양한 스트레스에 대한 내성이 낮아지기도 한다.

하지만 앞서 말했듯 테스토스테론의 감소는 극적인 변화 없이 완만하게 진행된다. 신체의 변화가 극적인 형태로 나타나지 않아 자각하기 어렵다. 이것이 위험한 부분이다. 갑자기 의욕이 감퇴한 것처럼 보이지만, 사실은 체내에서 조금씩 진행되어 온 것이기 때문이다.

즉, 극적인 변화는 없지만, 여성과 마찬가지로 남성에게도 갱년기 장애가 있다. 남성 갱년기의 주원인은 테스토스테론의 감소에 있지만, 그에 깊이 관여하고 있다고 여겨지는 것은 여러 가지 스트레스다.

갱년기를 겪는 남성은 연령을 고려해볼 때 직장에서는 관리자, 혹은 경영자라는 책임을 짊어지고 있고, 가정에서도 여러 문제에 직면한다. 복잡한 스트레스를 받는 한편, 나이와 함께 안드로겐이 감소하므로 그에 따라 스트레스에 대한 내성이 저하된다.

결과적으로 스트레스의 영향을 받기 쉽고, 그 때문에 다양한 호르몬 밸런스가 저하되는 악순환이 일어나게 된다. 이것이 남성 갱년기 장애를 부르는 총체적 과정이다.

깊은 잠은
동맥경화를 예방한다

갱년기에는 낮 동안에 우위를 차지하는 교감신경, 밤에 우위를 차지하는 부교감신경의 밸런스도 망가지기 쉽다. 자고 있을 때조차 일에 대한 스트레스로 긴장 상태가 계속되는데, 부교감신경이 제대로 활동하지 못하고 몸이 긴장 상태를 유지하기 때문에 전신의 모세혈관을 완화하기가 어려워진다.

그러면 멜라토닌과 성장 호르몬이 혈액을 타고 제대로 운반되지 못해, 면역 기능 전체가 저하된다. 결과적으로 프리라디칼도 증가해 병에 걸리기 쉬운 상태가 되어, 바이러스 등의 병원체와 암세포가 악화하기 쉬운 상태가 된다.

만성적인 수면 부족이 계속되면 반대로 낮에 졸린 상태가 되고, 이번에는 교감신경이 제대로 작동하지 않게 된다. 몸이 무겁고 움직임이 둔해지는 증상이 나타나며, 결과적으로 행복을 느끼게 해주는 세로토닌도 감소한다.

남성과 여성 모두 갱년기 장애의 배경을 찾아보면 결국 수면 문제에 봉착하게 된다. 식사, 운동 외에 수면의 질의 향상에 대해 반복해서 말하는 것은 호르몬 밸런스가 무너지기 시작하는 중장년층이 당면하기 쉬운 생활 습관의 문제이기 때문이다.

쾌적한 수면을 만끽하기 위해서는 논렘수면과 렘수면이 잘 연동되어, 논렘수면 상태에서 분비되는 성장 호르몬이 제대로 활동하도록 해야 한다. 자율신경과 호르몬 밸런스가 붕괴하기 쉬운 갱년기에는 수면의 메커니즘을 더 깊이 이해하고, 최대한 수면의 질과 양을 확보하는 것을 목표로 해야 한다.

그 외에도 성장 호르몬 분비를 촉진하고 논렘수면을 돕는 프로스타글란딘D$_2$라는 호르몬 양물질이 있다. 프로스타글란딘D$_2$는 나의 연구 테마 중 하나로 최근 주목받고 있는 물질 중 하나다.

프로스타글란딘D$_2$는 뇌를 지키는 활동을 하는 지주막과 척수액을 만드는 맥락막에서 만들어진다. 척수액을 타고 뇌를

순환하다가 쌓이면 논렘수면을 촉진한다. 최근 다양한 연구에서 이 호르몬이 동맥경화를 방지하는 작용이 있다는 사실을 확인했다.

프로스타글란딘D$_2$를 만드는 효소는 혈관 벽 등에도 존재하며, 동맥경화를 일으키는 물질이 늘어나면 그에 대응하여 프로스타글란딘D$_2$가 만들어지고 동맥경화를 예방한다.

갱년기가 되면 나이가 들어가는 것에 여러 가지 마이너스 요인이 겹쳐, 동맥경화도 진행되기 쉬워진다. 그런 상황에 대응하도록 깊은 잠을 자게 하고, 동맥경화에 대항하는 호르몬을 체내에 준비하는 것이 호르몬이라는 제어 기구의 심오하고 흥미로운 점이다.

프로스타글란딘D$_2$에 대해서는 많은 부분을 연구 중이다. 연구를 통해 밝혀진 성과를 하루라도 빨리 중장년층 독자들과 병으로 고통받는 환자들에게 알려주고 싶다.

젊고 건강한 사람들은
일곱 시간 잠을 잔다

앞서 성장 호르몬과 멜라토닌은 안티에이징 호르몬으로서 무척 중요하다고 말했지만, 이들이 적절히 활동하게 하기 위해서는 체내 시계에 의한 체내 리듬을 고려해 밤 11시에 자고 아침 6시에 일어나는(혹은 밤 12시에 자고 아침 7시에 일어나는) '일곱 시간 수면' 사이클을 추천한다.

실제로 하버드대학병원 브리검여성병원(Brigham and Women's Hospital)이 7만 명을 대상으로 한 조사에서 하루 일곱에서 여덟 시간 잠을 잔 사람들의 심장병 발생률이 더 낮다는 결과가 나왔다. 또 미국에서 10만 명을 대상으로 한 다른 조사에서도 사망률이 가장 낮고 장수하는 사람은 일곱 시간 잠을 잔 사람들이라는 결과가 있다.

아침 6시에 일어나 햇볕을 쬐면, 체내 시계를 따르는 멜라토닌의 타이머에 스위치가 켜지고 그로부터 약 열다섯 시간 후인 밤 9시경이 되면 멜라토닌의 분비가 시작된다. 멜라토닌은 그 후 차츰차츰 높아지고 밤 11시경에는 잠이 오게 된다. 그리고 밤 11시에 잠이 들면 그 바로 다음부터 오전 2시경까지 성장 호르몬의 분비가 왕성해진다.

체내 시계를 따르는 멜라토닌의 시간표, 깊은 수면 시에 많이 분비되는 성장 호르몬의 특성, 각각의 호르몬의 작업 시간을 고려하면 재생 공장의 효율성을 가장 높이는 것은 이 일곱 시간 수면 사이클이다.

잠 못 드는 밤의 원인은
스마트폰의 블루라이트

재생 공장의 효율을 더 높이기 위해서는 잠자기 세 시간 전부터 가능하면 빛에 노출되지 않는 것이 중요하다. 방에 있는 밝은 물건, 예를 들면 실내등과 조명의 빛을 낮추어서 약간 어둡게 해 멜라토닌의 생산을 촉진하자.

한편, 스마트폰, 컴퓨터 등 디스플레이 화면에서는 블루라이트 계열의 강한 빛이 나온다. 예를 들어 그런 기기들을 잠자기 직전까지 보고 있으면 멜라토닌의 분비를 억제하게 되어, 잠이 드는 것을 방해할 뿐만 아니라 체내 시계가 뒤처져 리듬이 어긋난다. 그리고 스마트폰에서 나오는 전자파도 멜라토닌을 파괴한다는 사실이 밝혀졌다. 결과적으로 멜라토닌의 생산량이 큰 폭으로 감소해 수면 시 재생 공장의 효율이 저하된다. 그러니 스마트폰과 컴퓨터의 디스플레이 화면을 보는 것은 가능한 피해야 한다.

멜라토닌은 상상 이상으로 빛에 민감하며, 빛에 의해 억제된다. 일상 속에서 빛에 덜 노출되는 동선을 확보하고, 가능하면 풋라이트 정도의 밝기에서 움직이는 것을 추천한다.

수면의 재생 공장 효율을 더욱 높이기 위해서는 잠들기 두 시간 전 정도에 반신욕을 추천한다. 그리고 취침 한 시간 전에는 끝내야 한다. 잠자는 동안 피로 회복을 하려면 부교감신경이 우위가 되어, 말초 모세혈관을 완화하고 호르몬의 공급로를 확보해야 한다. 그러면 말초에 혈액이 흘러 손과 발이 따뜻해지고, 열이 발산돼 심부 체온이 내려간다.

반신욕으로 긴장이 풀리고 따뜻해지면 일시적으로 체온이 높아져 모세혈관이 완화되고, 심부 체온이 밖으로 빠져나간다. 심부 체온이 내려가면 뇌 신경계가 차분해지는데, 이는 마치 '몸이 회복 시간대에 돌입했다'는 의미와 같다.

반대로 잠자기 전에 종종 술을 마시기도 하는데, 알코올은 대사 과정에서 뇌를 각성시키고 간에 무리를 줘 재생 공장의 효율을 급격히 떨어뜨린다. 언뜻 보면 알코올을 마신 후 더 잠들기 쉬울 것 같지만, 이는 진짜 잠이 아니라 기절에 가깝다고 생각하면 된다. 그렇게 잠들면 호르몬의 힘을 충분히 얻을 수 없고, 재생 공장은 휴업 상태가 되어버린다.

이런 구조를 알고 확실히 컨트롤하면 호르몬이라는 훌륭한 제어 기구를 활용하여 낮에 받은 스트레스를 '만회하는 것'이 가능해진다. 연령을 고려했을 때 중장년의 남성은 테스토스테론이 감소하고 여성은 에스트로겐이 감소하는 어쩔 수 없는 현실에 놓여 있다. 하지만 '이상적인 수면'을 취하면 멜라토닌과 성장 호르몬의 효율을 높여 충분히 만회할 수 있다.

그러기 위해서 '자기 전 세 시간'은 호르몬을 효율적으로 이용하기 위해 준비하는 귀중한 시간으로 여겨야 한다. 부교감신경을 높이기 위해 긴장 상태에서 여유로운 상태로 바꾸는 것이다. 입욕하거나 호흡을 고르게 하고, 방을 어둡게 하거나 소파에 느긋하게 누워 쉬는 등 방법은 다양하다.

호르몬의 힘을 최대한 끌어내는 생활 습관 ❶

- 질 좋은 잠을 잔다.
- 적당한 공복을 느낀다.
- 적당한 스트레스를 받는다.
- 적당량의 운동을 한다.
- 간식을 삼간다.
- 하루 세끼 규칙적으로 식사한다.
- 매일, 규칙적으로 햇볕을 쬔다.
- 잠자기 세 시간 전부터 스마트폰, 컴퓨터 모니터의 빛, 그 밖에 눈 부신 빛을 피한다.
- 가족, 애완동물과 스킨십을 한다.
- 워킹, 댄스 등 리듬운동을 한다.
- 느긋하게 복식호흡을 한다.
- 좋아하는 음식을 잘 씹어서 먹는다.
- 좋아하는 것을 하면서 스트레스를 감소시킨다.
- 밤 11시에 잠을 자고 아침 6시에 일어나는(혹은 밤 12시에 자고 아침 7시에 일어나는) '일곱 시간 수면'을 실천한다.
- 잠자기 두 시간 전 반신욕으로 수면의 질을 높인다.

제2장

인생이 즐거운 만큼
호르몬도 늘어난다

"나이와 상관없이 '즐겁다, 기쁘다!' 라고
느끼고 싶다면 도파민의 분비를 늘리면 된다."

즐거운 경험은
쾌락 호르몬을 분비한다

현대 사회에는 다양한 오락거리가 있고, 외부의 여러 자극으로 매일 즐겁게 보내는 것이 가능하다. 또 우리 몸의 메커니즘은 한 편의 드라마처럼 매우 신비로운데, 이 메커니즘을 이해하면 체내에서 스스로 활성화하여 더욱 쾌적하고 즐겁게 보낼 수 있다.

최근 눈부신 의학의 발전은 그런 관점에서 신체의 비밀을 점차 해명해나가고 있다. 이 책에서는 '호르몬'이라는 단면에서 그 신비를 찾아가고 있다.

먼저 일과 생활을 즐겁게 하고, 효율적으로 보내기 위해서 도파민과 아드레날린이라는 호르몬에 주목해보자. 이 두 호르몬은 '쾌락 호르몬'이라고 이름 붙일 수 있다. 도파민과 아드레날린, 거기에 노르아드레날린까지 이 세 가지를 총칭하여 '카테콜아민'이라고 부른다. 생산되는 순서는, 가장 먼저 도파민이 생기고 그다음 노르아드레날린이 만들어지며, 마지막으로 아드레날린이 생성된다.

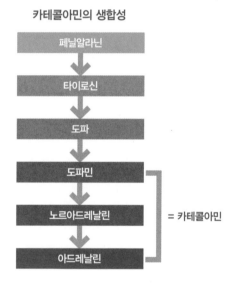

카테콜아민의 생합성

사실 약 60년 전 의학계에서는 이 호르몬은 거의 작용이 없으며, 특정 물질이 되기 전 단계인 전구체 같은 존재로 인식했다. 존재는 확인되었지만, 호르몬 밸런스에서는 특별한 역할이 없다고 여겼다.

하지만 1960년대에 들어와 뇌에도 도파민이 많이 포함되어 있다는 사실이 밝혀졌다. 특히 대뇌 기저핵(편모체의 일부)에 많은데, 이를 근거로 뇌 속에서 어떤 특유의 작용을 하는 건 아닌지 세계적으로 연구가 진행 중이다.

즐거운 경험, 혹은 기쁜 일에는 쾌락 호르몬인 도파민이 관여하고 있다. 도파민은 그 잠재 능력 때문에 '뇌 속에 존재하는 마약'으로 불린다. 동물들도 도파민이 더 이상 나오지 않으면 이전에 좋아하던 일을 그만둔다는 사실이 최근 하버드대 연구에서 확인됐다.

그 외에도 도파민은 중대한 병과 관계가 있다는 사실이 밝혀졌다. 바로 우울증과 파킨슨병이다. 파킨슨병에 대해 쉽게 설명하면, 몸이 굳고 움직일 수 없게 되며 떨리는 증상의 병이다. 파킨슨병은 대뇌 기저핵을 구성하는 흑질 치밀부라는 장소에 있는 도파민 뉴런(신경 세포)에 문제가 생기는 것이 원인이다.

그 결과 도파민의 방출량이 줄어들고, 도파민이 줄었기 때문에 몸이 굳는다. 도파민은 노화에 따라 운동, 동작에 크게 영향을 미치는 물질이다.

무언가를 의식적으로 행동하든 그렇지 않든, 모든 행동의 배경에는 동기가 있다. 도파민은 그 동기에 관여하여 활동하는 호르몬이다. 몸을 움직이면 도파민이 증가해 더욱 움직이고 싶다고 느끼게 되고, 움직이지 않으면 도파민이 줄어들어 더 움직이기 싫어진다.

우리가 어떤 행동을 하든, 반드시 도파민 뉴런이 활동한다. 우리는 일상생활 속에서 자신이 생활하는 환경에 적응, 즉 학습을 반복하면서 살아가는 방법을 배운다. 도파민은 그 학습을 위한 강화 인자다.

무언가를 하면 보상을 받는다는 구조를 스스로 학습하면 도파민을 증가시킬 수 있다. 따라서 도파민은 '보상 계열 호르몬'이라고도 불린다.

도파민을 늘리려면
뇌를 기쁘게 하라

도파민과 노화의 관계는 지극히 밀접하다. 열 살이 더해질 때마다 평균 10퍼센트의 도파민 뉴런이 죽는다고 한다. 20세에 100퍼센트 도파민 뉴런이 존재한다고 가정하면, 80세를 지난 100세에는 도파민 뉴런이 거의 전멸하여 모두 파킨슨병에 걸리게 된다는 통계가 있다. 건강할 때와 비교하여 20퍼센트 정도까지 도파민 뉴런이 줄어들면, 파킨슨병 특유의 증상이 나타난다.

80세, 90세가 되면 부자연스럽게 움직이는 사람이 늘어나는데, 이는 노화 현상의 하나이며 동시에 도파민이 줄어들어 파킨슨병이 발병할 소지가 높아진다. 반대로 40대, 50대 혹은 60대에는 나이를 먹으면서 도파민이 감소하는 건 당연하지만, 아직 도파민 뉴런이 살아 있으므로 어떤 계기로 인해 증가할 가능성이 열려 있다.

그 기회란 앞서 말한 학습이다. 무언가를 하면 보상을 받는 형태를 뇌가 인지하면 도파민이 증가한다. 공부한 다음에 단 음식을 먹는다, 목표를 달성하면 가고 싶은 곳에 간다, 하루 동안 일을 열심히 하면 저녁에는 맥주를 마신다. 단순하지만 이런 학습 사이클로 인해 도파민을 증가시킬 수 있다.

'무언가를 하면 그 뒤에 즐거운 일이 생긴다.' 어떤 체험으로 뇌가 기쁨을 느끼게 되면 뇌는 그 기쁨의 사이클을 학습한다. 이것을 응용하여 도파민을 증가시키는 것은 누구라도 가능하다. 다른 호르몬과 비교하여 도파민은 스스로 컨트롤할 수 있는 호르몬이라고 할 수 있다.

걷기의 효능에 대해서는 이미 알고 있으리라 생각하는데, 걸으면 체내의 칼슘 대사가 향상되고 뇌에 칼슘이 공급되어 도파민이 분비되기 쉬워진다는 보고가 있다. 과도하게 걷지만 않는다면 분명 장점이 있는 운동이다.

또 새로운 자극, 예를 들면 지금까지 한 번도 경험해보지 못한 상황을 겪는 것도 좋다. 낯선 지역에 가보기, 평소에 꼭 만나고 싶었던 사람에게 연락하기, 사고 싶은 물건이 있었던 가게에 들르기 등 이런 '첫 경험'은 도파민 분비를 촉진한다.

인생이 즐거워지는
순간을 만들어라

여러분 중 별다른 취미가 없는 사람이 있을 수 있다. 그런 사람에게 조언하자면, 지금도 늦지 않았다. 취미 혹은 무언가 자신이 열중할 수 있는 일을 반드시 찾길 바란다.

타인에게 폐를 끼치지 않는 일이라면 무엇이든 좋다. 인터넷에 의존하는 것은 옳지 않지만, 여러 커뮤니티에 참여하는 건 생활의 폭을 넓히는 행동이므로 결과적으로 자극이 늘어난다.

보상이 따르는 학습을 뇌가 반복해서 인식하지 못하면 학습 의욕이 저하되고, 그 사이클 자체가 무너지게 된다. 그러므로

'인생에 색을 입히는 일'이 중요하다. 그것은 도파민의 활성을 촉진할 뿐만 아니라 낮에 활동하는 세로토닌, 옥시토신, 수면 중에 활동하는 성장 호르몬, 멜라토닌 혹은 에스트로겐, 테스토스테론을 모두 활발하게 한다.

정기적으로 도파민이 나오는 생활을 계속하면 교감신경과 부교감신경의 밸런스도 좋아진다. 스포츠를 할 때도 과도하게 승부에 집착하면 스트레스 호르몬인 코르티솔이 분비될 가능성이 있지만, 적당한 자극은 도파민을 활발하게 한다. 시합에 지더라도 결과에 만족하고 기분 좋게 마무리하면, 도파민이 많이 분비된 상태라고 할 수 있다.

앞서 말했듯이 걷기 또한 도파민 분비의 계기가 된다. 거기에 착안해볼 때 가벼운 등산이나 하이킹 같은 운동은 반드시 새로운 자극을 줄 것이다. 국내든 해외든 어디론가 떠나는 여행도 도파민을 분비시키는 하나의 방법이다.

일시적인 쾌락은
무의미하다

여기에 주의할 점이 있다. 그것은 바로 '도파민은 단조로운 사이클로는 보상을 학습하지 않는다'는 사실이다.

행동에 대한 보상으로 발동하는 것이 도파민이지만, 예를 들어 어떤 행동이 일시적인 쾌락이며, 사이클로서 기분 좋다고 인지되지 못한 상황에서 뇌는 같은 일이 반복됐을 때 학습하지 않는다. 단조로운 작업은 보상과 관계가 없다고 인식한다.

교감신경이 활성화된 상태에서 성과가 따르는 행동이 자극으로서 인정받는 것이다. 회사의 일이라면 프로젝트가 제대로 구도에 오르는 것, 정원을 가꾸는 일이라면 기르던 식물이 예쁘게 꽃을 피우는 것, 일 년간 열심히 산 부부가 해외여행을 떠나는 일 등이다.

하지만 어떻게 해도 강약이 없는 생활을 지속할 때가 있다. 이런 경우에는 목표와 성과를 스스로 설정해보자. 어떤 일을 한 다음에는 휴식을 취한다, 좋아하는 음식을 먹거나 좋아하는 음악을 듣는다, 즐겨 찾는 포털사이트를 방문하는 등 무엇이든 좋다. 어느 시점에 도달하면 자신이 좋아하는 일을 하는 것, 이런 강약을 만들어 기분 좋아지는 구조를 만들어야 한다.

무엇이든 응용할 수 있다. 어떤 취미에 몰두하고 있다면 아예 '발표회'를 해보자. 이런 도전은 어느 정도의 긴장감을 동반하므로 짐작하지 못할 만큼의 쾌감과 쾌락을 맛볼 수 있다. 마치 보상을 받는 것과 같다.

야구나 축구 같은 스포츠는 동호회에 가입해 시합을 목표로 연습해보는 건 어떨까. 단순한 취미 이상이 되면 연습 효율은 그만큼 더 높아진다. 아마추어 수준이 되면 '프로'를 목표로 해보자. 물론 프로가 되기 위해 스포츠를 하는 건 아니지만, 한 단계씩 수준을 끌어올리면 보상을 학습할 수 있다.

입시나 자격증을 위한 수험 공부를 하는 사람이 있을 것이다. 시험에 합격하거나, 자격증을 취득하는 가시적인 성과를 내기 전까지는 단조로운 공부 패턴이 반복될 것이다. 하지만 기간을 쪼개 목표로 하는 공부의 양을 정하고, 달성할 때마다 보상하면 단조로움 속에서도 작은 기쁨을 느낄 수 있을 것이다.

내키지 않는 일과
좋아하는 일을 조합하라

도파민이 지나치게 분비되면 반대로 피폐해져 정신적으로 약간 다운된 상태가 된다. 예를 들면, 무언가에 의존한 결과 본래의 자신을 잃어버리는 것이다.

도박 같은 내기를 하면 뇌는 일시적으로 보상과 관련한 일로 인식하지만, 그 상태가 계속되어 도파민이 과잉 분비되면 머리도 몸도 녹초가 되기 시작한다. 뇌는 판단 기능을 잃은 상태가 된다. 도파민이 과잉 분비될 때 여러 이상 행동(환각, 환청 등)이 나타난다는 보고도 있다.

'먹는 것'에 즐거움을 느끼는 사람이 있는데, 거기에도 함정이 있다. 먹을 때 도파민이 과잉 분비되어 과식으로 치닫는 경우가 많기 때문이다. 조금 부족하게 먹는 것이 좋다는 말은 과식이 몸에 좋지 않다는 경험에서 비롯된 것일지도 모르지만, 최근에는 이 건강상의 의미가 과학적으로 증명되었다. 약간 부족하게 먹는 것은 과식이 의존증이 되는 것을 방지한다.

반대로 도파민이 저하되면 몸이 경직되며, 의욕을 잃고, 기쁨을 느끼지 못하게 되는 패배의 사이클에 빠지게 된다. 사물에 대한 관심도 희박해진다. 세상에 무슨 일이 일어나도 상관없다고 생각하게 된다. 이는 주변에 대한 애정의 빈곤뿐 아니라 자기 자신에 대한 애정도 빈곤한 상태를 초래한다.

적당하게 도파민이 분비되는 상태가 가장 이상적이다. 그 상태를 위해서는 즐거운 것, 혹은 처음 경험하는 일뿐만 아니라 '마음에 내키지 않는 것'과 '즐거운 것'을 조합하는 방법도 있다.

- 일주일 동안 근육 트레이닝과 워킹을 계속한다(➡ 계속하면 온천에 간다).
- 영양가가 있지만 싫어하는 음식을 먹는다(➡ 먹고 나면 좋아하는 음식을 먹는다).
- 별로 친하지 않은 상대에게 먼저 말을 건넨다(➡ 이야기를 나누면 주말에 갖고 싶던 물건을 산다).

은둔 생활을 한다면, 점차 식사하는 것조차 귀찮아질 것이다. 만약 이런 상황이라면 호르몬 분비 측면에서 상당히 위험하다. 혹시 먹는 것 자체가 귀찮고 싫고 고통스럽다면, 먹는 행위 다음에 자신이 즐거워하는 일을 보상으로 설정해보자. 좋아하는 일, 마음에 드는 상황, 흥미 있는 것, 이런 요소를 조합해 마음 내키지 않는 상황을 넘어서 보자. 이것을 반복하면 도파민의 분비 사이클을 상승시킬 수 있다.

아드레날린은 집중력을 높이지만
지나치면 병이 된다

도파민과 마찬가지로 쾌락 호르몬이라 불리는 아드레날린은 위험한 상황을 감지하면 교감신경을 통해 부신으로 전달되어 부신수질이라는 곳에서 나온다. 노르아드레날린은 뇌 속과 교감신경의 말단에서 분비되어 뇌의 활동에 영향을 미친다.

두 가지 모두 목숨이 위험하거나 분노를 느끼는 것처럼 불안한 감정이 치솟는 상황에서 집중력이 요구되고 결단력이 필요한 순간에 나오는 호르몬이다.

하지만 이 두 호르몬에는 다른 점이 있다. 아드레날린은 몸속을 뱅글뱅글 돌면서 여러 장기에 흥분하는 사인을 보내는 한편, 노르아드레날린은 신경전달물질이라는 형태로 뇌 속에서 활성화한다. 물론 아드레날린도 뇌에 가고, 노르아드레날린도 전신으로 간다. 하지만 주요 기능적인 측면에서 보면 다소 차이가 있다.

이 두 호르몬은 '교감신경의 활성'이라는 의미에서도 중요하다. 집중력이나 결단력 같은 능력을 높이기 위해서는 아드레날린과 노르아드레날린이 적당히 활성화될 필요가 있고, 이에 따라 교감신경도 높아진다.

하지만 이들 호르몬의 활성화 상태가 지속하면 코르티솔이 분비된다. 처음에는 교감신경이 지나치게 흥분함에 따라 스트레스 해소를 위해 분비되지만, 그것이 계속되면 혈압 상승, 혈당치 상승, 면역력 저하 등을 일으키고 전신에 악영향을 미치기 시작한다.

여기에서 키워드는 '전환'이다. 상황의 전환, 기분의 전환 무엇이든 좋다. 상황을 질질 끌지 않고 바로 전환하는 것으로 아드레날린과 노르아드레날린을 적당히 분비할 수 있다. 적당한 범위에서 분비할 경우, 이들 호르몬은 집중력 상승 등의 긍정적 힘을 발휘한다.

하지만 아드레날린과 노르아드레날린이 지나치게 분비되

면 몸에 부담이 된다. 집중하여 힘을 발휘한 후에 지나친 흥분을 느낀다면 빠르게 전환하는 것이 중요하다. 전환을 통해 지나친 흥분의 영향이 나쁜 연쇄 작용을 일으키는 것을 피할 수 있다. 호르몬은 좋을 때도 나쁠 때도 연계 플레이를 한다.

덧붙여 아드레날린은 타이로신이란 아미노산을 토대로 한다. 그래서 고단백 식품, 예를 들면 닭고기, 콩, 어패류 등을 먹으면 아드레날린의 베이스를 섭취할 수 있다.

타이로신은 탄수화물보다 트립토판(필수아미노산의 하나)을 많이 포함한 식품과 함께 먹는 것이 효과적이다. 그 이유는 탄수화물과 타이로신을 함께 먹으면 타이로신이 뇌에 가는 것을 탄수화물이 억제한다는 연구 결과가 있기 때문이다.

세로토닌의 베이스이기도 한 트립토판과 타이로신을 함께 섭취하면 뇌에 타이로신을 운반하기 쉽고 아드레날린이 자연스럽게 증가하기 때문이다. 요구르트, 치즈, 우유 등의 유제품 혹은 콩류에도 트립토판이 많이 포함되어 있으므로 균형을 생각해 섭취하길 바란다.

스트레스는
왜 비만을 부르는가

식사는 살기 위해 꼭 필요한 요소다. 식욕 계열 호르몬 하면 바로 떠오르는 것은 렙틴과 그렐린이다. 렙틴은 비만 유전자를 연구하는 도중에 발견된 지방 세포에 의해 만들어지는 호르몬이며, 식욕을 억제하는(비만을 억제하는) 활동을 한다. 그에 비해 그렐린은 위에서 분비되는 호르몬의 일종으로 식욕과 위산의 분비를 촉진하는 활동을 한다.

식사를 세끼 제대로 먹는 것 외에도 규칙적으로 생활하고 스트레스를 최소한으로 줄이는 습관을 유지하면 렙틴이 신속하게 분비된다. 그리고 스트레스가 증가하면 렙틴이 저하되어 식욕 억제가 힘들어진다. 이것이 '과식'하는 상황을 만든다.

과자와 같은 간식을 먹으면 섭식 중추의 활동 자체가 엉망이 되어 렙틴의 분비도 엉망이 되기 쉽다. 가능한 아침, 점심, 저녁 세끼를 제대로 먹고, 적은 양의 식사(검소한 식사)를 하면 렙틴의 분비를 올바로 유지할 수 있다.

그렇다면 "렙틴이 분비되고 그렐린이 감소하면 좋은 건가요?"라고 묻는다면 꼭 그렇지만은 않다. 그렐린은 성장 호르몬을 촉진하는 활동도 하기 때문이다.

앞서 말했지만 성장 호르몬은 젊은 사람부터 중장년층에 이르기까지 각각의 세대에서 귀중한 역할을 한다. 강한 스트레스를 받으면 그렐린이 저하되고, 그런 사람은 고민이 많고 의욕이 없는 사람처럼 보인다.

렙틴과 그렐린은 우리의 식생활에서 중요한 역할을 하는 '식욕 조절 호르몬'이다.

빨리 먹는 습관이
호르몬을 낭비한다

여기에서 염두에 두어야 할 것이 있다. 나이를 먹으면 두 가지 식욕 계열 호르몬의 밸런스가 무너지기 쉬워진다는 사실이다. 렙틴과 그렐린도 다른 호르몬과 마찬가지로 젊을 때보다 감소하는 경향을 보인다.

나이 든 사람이 무턱대고 고기만 먹거나 폭음과 폭식을 한다면 렙틴의 감소를 의심할 수 있다. 공복 중추도 만복 중추도 밸런스가 좋지 않은 상태라고 할 수 있다. 본래 기능에서는 과식하면 렙틴이 증가하고, 배가 고픈 상태라면 그렐린이 증가한다. 이치에 딱 맞게 움직이는 호르몬이다.

그러므로 어떤 식사라도 가능한 30회는 씹어서 먹는 습관을 들이자. 렙틴은 분비되는 속도가 늦어 빨리 먹고 많이 먹으면 렙틴이 제대로 분비되지 않은 상태에서 혈당치가 올라간다. 이 같은 상태가 계속되면 당뇨병 같은 생활 습관병으로 이어진다. 그릇된 식습관이 생활 습관병을 일으키는 것이다.

덧붙여 30회씩 씹으면서 식사하면 시간은 약 30분 정도가 걸린다. 의사가 "잘 씹고 천천히 드세요"라고 권하는 것은 소화를 돕고 호르몬이 잘 분비되는 두 가지 이득이 있기 때문이다.

바쁜 회사원처럼 빨리 먹는 습관이 몸에 밴 사람들도 있다. 이런 사람들은 '빨리 먹는 것은 인슐린 낭비'라는 사실을 알아야 한다. 빨리 먹으면 배고픔이 해결되었다는 신호가 제대로 도착하기도 전에 또 음식을 먹기 때문에 혈당치가 올라가는 속도가 빨라진다. 그렇게 되면 본래 혈당치를 내리기 위해 활동하는 호르몬인 인슐린이 과도하게 사용된다.

과식은 노화, 비만, 당뇨병의 근원이라는 사실을 꼭 새겨두자. 폭식하면 급격하게 혈당치가 올라가고 이에 대한 대응으로 인슐린이 혈당치를 내리기 위해 분투한다. 인슐린은 노화를 진행하는 노화 호르몬이기도 하다. 또 인슐린은 과잉 섭취된 당분을 지방으로 변화시키는 작용을 한다. 결과적으로 인슐린이 과잉 분비된 상태가 지속하면 노화가 빠르게 진행되고 비만, 당뇨병 등에 걸리기 쉬워진다. 이런 사실을 알고도 여전히 과식하고 싶은가?

아침을 거르면
살이 찌는 이유

정신적, 육체적인 스트레스가 식욕 부진의 원인이 되기도 한다. 스트레스를 받은 상태는 마치 교감신경이 자극을 받은 상태와 같다. 음식의 소화와 흡수를 돕는 역할은 부교감신경이 하므로, 그것을 억제하는 상태가 되어 식욕이 저하된다.

스트레스뿐만이 아니다. 생활 습관이 불규칙하면, 예를 들어 지속적인 수면 부족이나 운동 부족으로 자율신경 전체의 밸런스가 무너지면 위장 계통의 시스템도 저하된다. 이것이 신호가 되어 식욕 저하의 사인을 보내게 된다.

식사를 규칙적으로 하는 것과 그 내용도 중요하다. 아침을 먹지 않고 낮에는 컵라면이나 편의점 도시락으로 때우고, 저녁에는 친구나 동료들과 술을 마시는 것으로 저녁을 거른다면, 이런 식사 습관은 단호히 말해서 최악이다.

우선 아침을 먹지 않는 것이 문제다. 아침을 먹지 않으면 몸이 에너지를 사용하지 않는 방향으로 전환한다. 즉, 장시간 수면 후에 음식을 섭취하지 않았기 때문에 몸이 에너지를 소비하지 않고 담아두려는 방향으로 전환하여 지방을 축적하기 쉬운 상태가 된다.

그렇게 되면 자연스럽게 밤의 식사 비중이 커지고, 그만큼 지방으로 변하기 때문에 더더욱 아침을 먹고 싶다는 생각이 사라지는 악순환에 빠지게 된다. 이는 마치 동물이 음식을 체내에 축적하여 동면을 준비하는 것과 같은 상태다.

그렇다면 "점심을 건너뛰고 두 끼만 먹는 건 어떻습니까?"라는 질문을 받곤 하는데, 이는 아침을 거르는 것보다 낫다. 하지만 공복 시간이 길어진다. 공복이 장시간 계속된 후에 식사하면 시계유전자, 즉 체내 시계가 배에서 리셋된다. 이에 따라 체내 리듬이 무너지고, 수면 부족이 발생하거나 수면의 질이 떨어지는 등의 좋지 않은 상태가 된다. 또한, 공복 시간이 길어지면 스트레스 호르몬인 코르티솔의 분비가 증가하여 몸에 악영향을 끼치게 된다.

식사에 대해서는 '칼로리 제한'을 제안한다. 칼로리 제한이란 단백질, 지질, 탄수화물, 비타민, 미네랄의 5대 영양소를 충분히 섭취하면서 체내의 섭취 칼로리를 필요한 양의 70퍼센트 정도로 억제하는 것이다. 하버드대학 등의 연구에서 이러한 방법으로 장수유전자의 스위치가 켜진다는 것이 판명되었다.

장수유전자는 매사추세츠공과대학교(MIT)의 레너드 구아렌테(Leonard Guarente) 교수가 발견한 유전자다. 장수유전자는 수명에 관여하는 유전자로 간단히 말하자면, 장수유전자의 스위치가 켜지면 세포의 수명이 길어진다. 최신 연구에서 장수유전자가 활동하면 세포 내의 리포솜 아르엔에이(RNA: 디엔에이의 유전 정보를 세포질로 나르고, 아미노산을 수송하거나 단백질과 결합하여 세포질 속에서 리보솜의 주요 성분을 이룬다)를 일정하게 유지하거나 텔로미어(유전자의 말단 부분에 있는 수명의 회수권)를 보존하여 수명을 연장할 수 있다는 사실이 밝혀졌다. 이에 따라 '늙는 속도를 늦추는 것'이 가능하다.

칼로리 제한은 아직 연구 단계에 있는 부분이 많지만, 기본적으로 전신의 세포에 부담을 주지 않는 식사법이라고 할 수 있다. 계속된 외식으로 칼로리 과다가 의심될 때는 칼로리 제한 식사법을 해보는 것도 좋은 방법이다.

장수유전자의
스위치를 켜는 음식

칼로리 제한의 실천법으로는 5대 영양소의 밸런스를 유지하면서 1일 삼식을 먹을 때, 평소 식사량의 70퍼센트 정도로 먹는 것이다.

이때 하지 말아야 할 것은 다이어트법 중 하나인 무언가 특정 음식만 필사적으로 먹거나 특정 영양소만 섭취하는 것이다. 이런 방법으로는 영양소를 균형 있게 섭취할 수 없다. 그러므로 절대로 해서는 안 된다. 칼로리 제한의 규칙은 양을 줄이고. 영양이 균형을 이루도록 무엇이든 골고루 먹는 것이다.

칼로리 제한의 실천이 어렵다면 레스베라트롤을 섭취해보자. 폴리페놀의 일종인 레스베라트롤을 섭취하면 장수유전자에 스위치가 켜진다는 사실이 밝혀졌다. 레스베라트롤은 레드 와인 등에 포함된 항산화 물질로 프리라디칼을 제거하며, 암과 치매 등의 예방에 효과가 있는 것으로 알려졌다.

그리고 몸을 노화로부터 지키는 폴리페놀은 레스베라트롤 이외에도 다음과 같은 식품에 포함되어 있다. 이것은 강력한 항산화 작용을 하는 식품들이다.

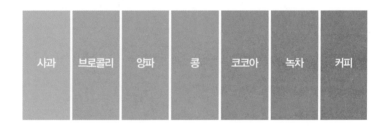

또한 노화를 방지하기 위해서 '색깔이 있는 식품'을 먹자. 색깔이 있는 식품은 항산화 작용이 높은 성분을 포함하고 있다. 예를 들면, 토마토를 빨갛게 만드는 리코펜, 당근을 주황색으로 만드는 베타카로틴, 연어의 새먼핑크 성분인 아스타크산틴이 대표적이다.

한편 인공적으로 정제된 것은 체내에서 산화하기 쉬운 식품이다. 반대로 미정제 식품에는 비타민과 미네랄이 풍부하게 포함되어 있을 뿐 아니라, 혈액의 혈당 흡수 속도도 억제한다. 간단하게 말하면, GI 수치가 높은 것이 아니라 낮은 것을 먹으면 노화를 방지할 수 있다.

식재료를 정제하면 매우 하얗게 되는데, 가능하면 하얀 것이 아닌 색이 있는 정제되지 않은 것을 먹는 게 좋다. 쌀은 백미보다 현미, 빵은 식빵보다 호밀빵, 설탕은 백설탕보다는 흑설탕을 선택하자. 덧붙여 최악의 식품은 목 넘김이 좋아 자주 찾게 되는 청량음료라는 사실도 기억해두자.

면역력을
높이는 음식

특히 면역력의 상승은 여러 가지 병으로 고민하는 중장년 층에게 매우 중요한 과제다. 면역력을 활성화하는 대표적인 식품을 소개한다.

채소류	버섯류	파류	끈적끈적한 계열	과일류
브로콜리, 고추냉이, 양배추	표고버섯, 백만송이버섯, 잎새버섯, 송이버섯	파, 당근, 부추, 염교(락교)	낫토, 맛버섯, 멜로키아, 오크라	사과, 바나나, 포도, 파인애플, 수박, 키위

GI 수치가 높은 것보다 가능한 낮은 것을 먹는 게 중요하다. 각각의 대표적인 식품을 소개한다.

GI 수치가 높은 것	GI 수치가 낮은 것
매시트포테이토, 백미, 쿠키, 초콜릿, 캔디, 옥수수, 밀가루로 만든 빵, 밀가루로 만든 파스타, 백설탕	현미, 메밀가루, 콩류, 과일, 전립분으로 만든 빵

피토케미컬이 많이 포함된 대표 식품은 다음과 같다.

과일류	채소류
사과, 망고, 파파야, 파인애플, 블루베리, 포도, 오렌지, 수박, 멜론, 복숭아	브로콜리, 토마토, 당근, 파, 마늘, 부추, 양파, 고구마, 시금치, 호박, 양배추, 셀러리, 파슬리, 가지, 크레송, 피망, 콜리플라워, 아스파라거스, 무

피부를 윤기 있게
만드는 음식

특히 과일은 사과, 채소는 브로콜리에 주목하자. 사과에는 폴리페놀을 시작으로 많은 피토케미컬이 포함되어 있으며 식물 섬유, 비타민C도 풍부하다. 사과를 먹을 때는 잘 씻어서 껍질째 먹는 게 좋다. 피토케미컬은 껍질 바로 아래에 많이 포함되어 있기 때문이다.

브로콜리도 사과 못지않다. 무려 200종류 이상의 피토케미 컬이 들어 있다. 인슐린 작용을 돕는 크로뮴, 철 등의 미네랄, 비 타민C, 식물섬유가 풍부하다. 토마토도 피토케미컬이 풍부한 식품인데, 하버드대학 연구에서 토마토에 항암 작용이 있다는 사실이 밝혀졌다. 덧붙여 안티에이징을 위한 일곱 가지 '식사 규칙'을 소개한다.

- 식사는 1일 삼식을 한다.
- 식사 사이의 간격은 규칙적으로 한다.
- 밥과 단백질 반찬, 채소 반찬의 비율은 3:1:2가 좋다.
- 채소는 1일 350그램 이상을 섭취한다.
- 양질의 단백질을 섭취한다.
- 과일을 먹는다.
- 항산화력이 강한 식품을 먹는다.

식품은 남성 호르몬, 여성 호르몬의 작용을 크게 좌우한다. 수면 중에 열심히 작용하는 면역력 강화 호르몬인 멜라토닌은 깨어 있을 때 작용하는 세로토닌에서 만들어지는데, 세로토닌의 재료는 트립토판이다. 그러나 트립토판은 체내에서 생성되지 않는다. 그러므로 트립토판이 많이 함유된 식품을 먹을 필요가 있다.

트립토판이 풍부하게 포함된 식품은 우유, 콩, 낫토, 깨, 호두, 땅콩, 치즈 등이다. 덧붙여 바나나에도 멜라토닌 양물질(멜라토닌과 비슷한 생리 작용을 가진 물질)이 포함되어 있다.

'피부 호르몬'으로 불리는 에스트로겐이라는 여성 호르몬 분비에 최적인 식품은 콩, 낫토, 두부, 두유, 콩고물, 된장이다. 이 식품들은 에스트로겐 분비에 최적인 물질인 이소플라본을 풍부하게 포함하고 있다.

에스트로겐은 피부 광택과 수분을 유지하고, 임신 기능을 유지하며, 콜라겐(단백질의 일종으로 젤라틴의 주성분)을 증가시켜 머리카락을 윤기 있게 만드는 작용을 한다. 에스트로겐도 나이가 들면서 감소하기 때문에 젊음을 유지하기 위해서는 대단히 중요한 위치에 있는 호르몬이다.

앞서 말한 식품은 어디까지나 일부이지만, 만약 예로 든 식품을 좋아하지 않는다고 해도 운동과 생활 리듬을 유지하면 호르몬의 작용을 어느 정도 끌어올리는 것이 가능하다.

나이에 비해 젊은 사람은
성호르몬이 활발하다

성호르몬의 대표라고 할 수 있는 디하이드로에피안드로스테론(DHEA)이라 불리는 부신피질계 호르몬이 있다. '호르몬의 두목'이라는 별명으로 불리기도 한다.

DHEA는 안티에이징 호르몬이며 에스트로겐, 안드로겐과 마찬가지로 젊음을 되돌리는 스테로이드 호르몬의 일종이다. 여기에서 50종류 이상의 호르몬이 만들어지기 때문에 호르몬의 두목이라고 불린다.

DHEA는 아침에 일어나 바로 활동을 시작할 때 중요한 역할을 담당한다. 근육의 유지, 성호르몬의 안정된 공급, 미네랄 밸런스 유지, 혈관의 유지 및 보수 등 운동 기능의 유지 같은 노화 예방과 관련된 기능을 담당하고 있다. DHEA를 늘리기 위해서는 어느 정도 근육을 늘릴 필요가 있다.

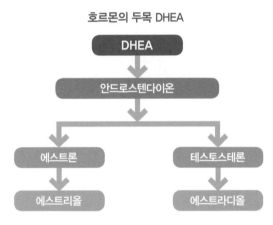

호르몬의 두목 DHEA

DHEA

안드로스텐다이온

에스트론

테스토스테론

에스트리올

에스트라디올

에스트로겐 = 에스트론, 에스트리올, 에스트라디올

그리고 성호르몬이 활발한 사람은 안티에이징 호르몬 역시 활발한 사람이다. 여성 호르몬의 대표인 에스트로겐(난포 호르몬)은 뼈의 노화를 예방하고(골대사의 활성화), 동맥경화를 예방하는 등 그 자체에도 아주 큰 기능이 있다. 체내 회복과 유지의 의미에서 성호르몬이 활발한 사람은 활발하지 않은 사람에 비해 체내가 더욱 좋은 환경에서 유지되고 있다고 말할 수 있다.

허리 통증, 무릎 통증으로 고민하는 여성이 많을 것이다. 에스트로겐을 일정 수준으로 유지하면 이런 고민이 줄어들지도 모른다. 그렇다고 해서 에스트로겐이 너무 넘치면 월경 주기 측면에서 프로게스테론(황체 호르몬)과의 밸런스가 무너진다. 프로게스테론은 월경 주기를 규칙적으로 조절하는 기능을 한다.

에스트로겐이 과도하면
유방암 발병률이 증가한다

고령화 사회로 접어들면서 골다공증으로 고민하는 여성이 늘고 있다. 이를 방지하기 위해 에스트로겐을 계속 외부에서 투여하면 에스트로겐이 부족할 때 작용해야 하는 기능이 저하된다. 그 결과 생각지 못한 질환이 발생한다.

예를 들면 에스트로겐이 지나치게 증가하면 유선(모유를 만드는 조직)에 대한 자극이라는 형태로 부담이 오게 된다. 유선이 발달하는 시기가 계속되면 결국에는 유방암에 걸릴 확률이 높아진다. 실제로 미국 의학계에서는 여성의 에스트로겐 투여에 따른 유방암 환자가 증가한다는 보고가 있다.

에스트로겐과 쌍을 이루는 프로게스테론은 피부 호르몬으로 불리는 에스트로겐에 대항하여 피부 상태를 악화시키는 작용을 한다. 프로게스테론은 스테로이드 호르몬의 일종으로 피지를 증가시키며(여드름 발생), 멜라닌 생성을 활발하게 만들고(피부의 적인 기미 생성), 자주 붓고 짜증이 나며 우울하게 만든다. 이런 증상만 놓고 보면 좋은 점이 하나도 없는 호르몬처럼 보인다. 하지만 생리 주기를 규칙적으로 만들고, 동료이기도 한 에스트로겐의 증식을 적당히 억제하기 위해서 프로게스테론은 없어서는 안 될 존재다.

이는 자율신경의 구조와 비슷하다. 자율신경도 교감신경과 부교감신경의 밸런스로 성립된다. 낮에 우위가 되는 교감신경으로 적극적으로 활동한 세포를 회복하기 위해서 부교감신경은 밤에 우위가 되어 일한다. 회복을 위해 부교감신경이 우위인 상태가 지속하는 게 좋은가 하면, 그것은 그것대로 전체적인 밸런스가 무너지는 이유가 된다.

어느 쪽이든 과잉 작용하면 반드시 폐해가 발생하는 것이 자율신경이며, 호르몬의 세계도 마찬가지로 밸런스가 중요하다. 하지만 자율신경의 밸런스와 다른 점은 프로게스테론은 임신이라는 중대한 일에서 최대한의 힘을 발휘한다는 사실이다. 임신에 적응하도록 생리 주기를 결정하고, 자궁의 활동을 조절하며, 체내 수분량의 균형을 맞춰 임신 동안 그 상태를 유지하도록 한다. 필요한 순간에 집중적으로 작용한다는 점은 호르몬의 가장 큰 특징이다.

나이가 들수록
적당한 지방이 필요하다

호르몬은 전체의 밸런스를 기본으로 성립된다. 특정 호르몬이 증가하는 게 좋다든가, 어떤 호르몬은 없애야 좋다든가 하는 그런 단순한 구조가 아니다. 앞서 말했지만 호르몬은 혼자 움직이지 않는다.

안티에이징 호르몬은 나이를 먹으면서 감소하는 것이 숙명이다. 감소한다고 해서 안이하게 외부에서 투여하는 것은 호르몬 밸런스를 무너뜨릴 가능성이 높으므로 위험하다.

이 두 방법은 특히 호르몬 밸런스가 무너진 중장년층에게 꼭 필요하다.

다시 한 번 에스트로겐에 대해 정리해보자. 에스트로겐에는 골대사를 활성화하는(뼈 만들기에 공헌한다) 작용이 있다. 혈액의 흐름을 원활하게 만들고, 피부 세포의 신진대사를 돕는 작용, 즉 피부 호르몬이라고 불리는 작용을 한다.

에스트로겐은 프로게스테론과 항상 '짝을 이루는 관계'이며, 생리와 임신이라는 측면에서 한 쌍이 되는 호르몬이다. 주기적으로 어느 한쪽이 증가하거나 감소하면서 여성은 한 달의 바이오리듬을 갖게 된다.

에스트로겐은 둥그스름한 형태의 여성적인 몸을 만들어낸다. 반면, 프로게스테론은 수분 보급과 식욕 부분을 담당한다. 그 때문에 프로게스테론이 증가하는 시기에는 식욕이 증가하고, 얼굴에는 여드름이 늘어난다. 이는 밸런스를 맞추는 증거이기도 하다.

40대, 50대, 60대의 여성 중에 노화를 느끼고 자주 한숨을 쉬는 사람은 에스트로겐이 더 활발하게 작용해야 한다. 하지만 37세 무렵부터 난소 기능이 저하되면서, 에스트로겐의 분비가 감소하기 시작한다. 40세 중반부터는 감소의 폭이 커지고, 50대 전후반이 되면 난소에서의 분비가 사라지고 폐경이 온다.

폐경을 맞이한 여성의 체내에는 테스토스테론, 즉 남성 호르몬이 우위가 되어 신체적으로 남성화되는 경우도 있다. 갑자기 수염이 나서 고민하는 여성이 있을 텐데, 이는 여성에게도 원래 테스토스테론이 있기 때문이다.

그리고 50대, 60대 이후의 여성은 골다공증의 위험이 커진다. 우리의 뼈는 대체로 5년을 주기로 모두 새로운 세포로 바뀐다. 뼈에는 골아세포, 파골세포가 있다. 뼈를 생성하는 세포가 골아세포고, 뼈를 용해하고 흡수하는 세포가 파골세포다. 한쪽은 항상 만들고 다른 한쪽은 항상 없앤다. 이것이 골대사다. 뼈는 '평생 쓰는 것'이라고 생각했다면 큰 착각이다.

에스트로겐은 골아세포, 즉 뼈를 생성하는 세포의 활동을 높이는 작용이 있다. 평소에 에스트로겐이 급격하게 감소하는 생활을 개선하면 골다공증의 위험도 낮아진다.

한편 폐경이 된 다음에도 에스트로겐은 부신에서 소량이지만 생산된다. 이때 원천이 되는 것이 지방인데, 지방이 적으면 에스트로겐 생산량이 감소한다. 많은 여성이 폐경 이후에 뱃살이 늘고 살이 늘어져 고민하는데, 그렇다고 너무 마른 것 또한 좋지 않다. 적당한 지방은 에스트로겐 분비를 돕는다. 균형 잡힌 식단으로 지방을 섭취하자. 체내 리듬과 생활 습관을 개선하면 줄어드는 호르몬의 감소를 막을 수 있다.

사랑을 하면
여자의 몸매는 아름다워진다

식사와 수면 리듬 조절뿐만 아니라 연애를 하거나 이성에게 빠져 있는 것도 호르몬의 활동을 촉진한다.

여성 호르몬의 대표인 에스트로겐이 사랑에 직접 관계가 있다는 사실은 확인되지 않았지만, 연애하면 세로토닌과 도파민의 분비가 많아진다. 세로토닌은 '행복 호르몬'이라는 별칭을 갖고 있는데, 낮에 세로토닌이 많이 분비되면 여러 가지 스트레스가 완화되어 삶이 의미 있게 느껴진다.

이처럼 세로토닌이 순조롭게 분비되면 쌍을 이루는 멜라토닌도 잘 분비되어 밤에 충분히 잘 수 있다. 수면 중에 나오는 성장 호르몬과 멜라토닌 덕분에 몸의 구석구석까지 회복되고, 우리 몸은 아름답게 거듭난다.

또한, 세로토닌과 도파민이 많이 분비되면 감정이 풍부해지고, 감정을 조절하는 뇌의 시상하부가 활발해진다. 시상하부는 에스트로겐의 분비도 담당하기 때문에 결과적으로 에스트로겐도 분비되기 좋은 상태가 된다. 동시에 생리 주기가 안정되고, 에스트로겐이 순조롭게 작용하여 피부에 윤기가 흐르고 머리카락의 광택이 점점 좋아진다. 이것이 여성 호르몬에 의한 '플러스 순환'이다.

행복 호르몬인 세로토닌
여성 호르몬인 에스트로겐
닥터 호르몬인 멜라토닌 & 성장 호르몬

이들은 여성의 안티에이징에 있어서 전신을 아름답게 만드는 최강의 멤버다. 어떤 고급 화장품보다 효과적인 힘을 체내에서 발휘한다. 에스트로겐만 충실히 작용하면 되는 게 아니라 복수의 호르몬이 힘을 합쳐야 비로소 젊음과 아름다움을 최대한으로 끌어올릴 수 있다.

예를 들면, 현실적으로 연애가 어려운 여성이라도 아이돌이나 스포츠 선수를 동경하거나 아름다워지는 자신을 상상하며 즐겁게 지내는 상황에서도 플러스 순환을 끌어낼 수 있다. 즉, 언제나 '설렘'과 '리듬'을 유지하는 것이 중요하다.

콜레스테롤 수치는
무조건 낮을수록 좋다?

콜레스테롤이라는 단어를 들으면 어떤 이미지가 떠오르는가? 대부분 사람은 비만의 원인, 고지혈증, 동맥경화의 원인 등 '모든 질병의 근원'이라는 이미지가 떠오를 것이다.

하지만 콜레스테롤은 DHEA, 성호르몬의 중요한 원료가 된다. 이는 뜻밖에 잘 알려지지 않은 사실이다. 체내의 콜레스테롤 수치가 지나치게 낮아지면 DHEA와 성호르몬의 분비가 어려워진다.

콜레스테롤은 간장에서 생산되는데, 과도한 음주나 몸을 혹사하는 생활로 인하여 간 기능이 저하되면 콜레스테롤이 제대로 만들어지지 못하고, 결과적으로 DHEA와 성호르몬의 분비가 저하된다. 이처럼 콜레스테롤에는 안 좋은 면뿐만 아니라 몸에 꼭 필요한 좋은 면도 있다. 덧붙여 에스트로겐은 착한 콜레스테롤을 증가시켜 혈류의 정상화에 기여한다.

술자리에서 담배를 피우는 사람이 많은데, 호르몬의 입장에서 흡연은 백해무익한 극악의 아이템이다. 담배를 피우면 호르몬을 전신의 세포에 운반하는 역할을 하는 모세혈관이 수축하기 때문에 호르몬이 분비되어도 그것을 운반할 공급로가 줄어든다. 모처럼 분비된 호르몬이 작용할 기회를 잃게 되는 것이다.

혈관, 자율신경, 호르몬은 모두가 제대로 연결되어야 본래의 힘을 발휘할 수 있다.

남성은 여성 호르몬,
여성은 남성 호르몬을 갖고 있다

남성 호르몬의 대표인 테스토스테론이 지나치게 증가하면 체모가 늘고, 근육질이 되는 등 신체적인 변화가 나타난다. 성격적인 면에서는 리더십이 발달한다. 몸과 마음 모두 매우 남성적으로 변한다.

반대로 테스토스테론이 낮은 남성은 외모도 성격도 여성적이며 부드러워진다. 이는 에스트로겐이 증가한 상태다. 이런 사람은 어딘지 모르게 중성적으로 보이기도 한다.

사실 남성도 여성 호르몬을 갖고 있으며, 여성도 남성 호르몬을 갖고 있다. 남성에게도 에스트로겐이 있으며, 그것은 테스토스테론을 바탕으로 만들어진다. 앞서 여성에게도 테스토스테론이 있다고 말했는데, 이것이 전면으로 나오면 적극적인 '육식녀'처럼 남성적인 성질로 변한다. 특히 폐경 후 테스토스테론이 우위를 차지하게 되면 여성은 급속히 남성화하는 경향이 있다.

스트레스로 테스토스테론이 증가하는 경우도 있는데, 이때 수염이 나는 것은 교감신경 과잉의 증거다. 회사에서 업무에 매진하여 출세하는 것도 좋지만, 스트레스가 점점 증가하면 결과적으로 테스토스테론이 우위를 차지하게 된다.

이는 세월에 따른 변화로 에스트로겐이 감소하는 상황과 관계가 있다. 에스트로겐을 증가시키기 위한 습관은 크게 다음의 두 가지로 나눌 수 있다.

> **식품과 식생활을 전반적으로 재검토한다.**

> **여성스러운 감정, 연애 감정을 갖는다.**

에스트로겐의 감소를 억제하면 남성화의 주요 원인인 테스토스테론을 상대적으로 감소시키는 것에 도움이 된다. 어느 쪽도 너무 지나치면 의미가 없다. 콩이 좋다고 콩만 먹으면 다른 많은 영양소를 섭취할 수 없다. 또 조급하면 조급할수록 스트레스가 쌓이기 때문에 호르몬의 분비가 잘될 리 없다.

그리고 두 번째 습관에 '여성스러운 감정'이라고 썼지만, 이것은 에스트로겐이 감소하는 상황에 국한한 표현이며 테스토스테론이 감소하는 남성을 대상으로 한다면 '남자다운 감정'이 된다. 테스토스테론이 감소하면 의욕 감퇴, 불면, 짜증이 증가하여 남성 갱년기 특유의 허리 통증, 어깨 결림, 이명, 홍조 등의 증상이 나타난다.

덧붙이자면 테스토스테론 같은 남성 호르몬을 증가시키기 위해 유효한 영양소는 비타민과 미네랄 같은 필수 영양소다. 무엇이든 골고루 먹는 것이 남성 호르몬을 보충하는 길이다.

더욱이 남성 호르몬은 연애라는 상황이 아니라 긴장 상태, 즉 무언가의 감정 변화로 인해 분비가 촉진된다. 강렬한 긴장감은 스트레스를 유발하기 때문에 좋지 않지만, 추리소설을 읽거나 액션 영화를 보는 것, 놀이기구를 타거나 마음을 움직이는 드라마를 보는 것, 무언가에 대해 생각하는 것처럼 적당한 긴장감을 경험하는 것은 좋다.

호르몬은 체내에서 우리가 알지 못하는 동안 몸을 회복하고 유지해준다. 하지만 그것은 호르몬에 적절한 환경을 만들어줄 때 가능하다. 우리가 지금 바로 할 수 있는 일은 호르몬이 몸을 유지할 수 있도록 생활 습관을 하나하나 재검토하는 것이다.

건강보조식품은
호르몬 분비를 억제한다

호르몬 밸런스가 무너졌다면 '건강보조식품(서플리먼트)으로 보충하면 되지 않을까?' 하고 생각하는 사람들도 있을 것이다. 하지만 외부에서 여러 가지를 섭취하면 호르몬 환경의 밸런스를 더욱 무너뜨릴 가능성이 있다.

이해하기 쉬운 예로 멜라토닌이 있다. 인터넷으로 검색해 보면 멜라토닌 건강보조식품이 시판되고 있다는 걸 알 수 있다. 본래의 성질에는 수면 호르몬으로서 효과가 있고, 프리라디칼에 대항하는 항산화 작용이 있다.

이 건강보조식품이 수면 장애에 대응한다는 주장은 이해할 수 있지만, 장시간 계속 복용하게 되면 체내에서는 '특별히 멜라토닌을 생산하지 않아도 외부에서 보충된다'고 인식해 멜라토닌 생산력이 저하될 가능성이 있다. 건강보조식품은 어디까지나 체외에서 섭취하는 것이므로 의존해서는 안 된다.

원래 호르몬은 단독으로 작용하는 것이 아니다. 하나의 호르몬이 다른 호르몬에 영향을 주고, 그 호르몬은 또다시 다른 호르몬에 영향을 주는 마치 도미노와 같다. 그러므로 특정 호르몬만 선택하여 먹는다든가, 어느 한 호르몬의 작용만 촉진한다면 전체 밸런스가 무너져 몸에 마이너스 효과를 일으킨다.

다만 보충하는 의미에서 멜라토닌 건강보조식품은 단기적인 효과를 기대할 만한 부분이 있다. 그 대표적인 사례가 '시차 증후군'이다. 평소 살던 시간대와 다른 표준 시간대를 왕복할 경우, 강제적으로 발생한 시차로 인해 체내 시계를 정상으로 돌리지 않으면 안 될 때가 있다. 이때 단기간 멜라토닌을 섭취해 시차를 극복하는 것은 하나의 방법이 될 수 있다.

호르몬의 힘을 최대한 끌어내는 생활 습관 ❷

- 공부한 후에 단 음식을 먹는다, 목표를 달성하면 가고 싶은 곳에 간다, 하루 동안 열심히 일하면 저녁에 맥주를 마신다. 이런 보상 구조를 뇌가 감지하면 도파민이 증가한다.

- 가본 적이 없는 장소에 간다, 새로운 가게에 간다, 지금까지 경험해보지 않은 일을 하는 등 '새로운 체험'을 시도한다.

- 무언가 열중할 수 있는 일(취미)을 찾는다.

- 아침, 점심, 저녁 세끼를 제대로 먹고 가능하면 적은 양을 먹는다(검소한 식사를 한다).

- 식사할 때는 30번씩 꼭꼭 씹어먹는 습관을 기른다.

- 안티에이징을 위한 일곱 가지 식사 규칙

  - 식사는 1일 삼식을 원칙으로 한다.
  - 식사 리듬은 규칙적이고 올바르게 한다.
  - 밥과 단백질 반찬, 채소 반찬의 비율은 3:1:2가 이상적이다.
  - 채소는 하루 350그램 이상을 섭취한다.
  - 양질의 단백질을 섭취한다.
  - 과일을 먹는다.
  - 항산화 효과가 큰 식품을 먹는다.

- 연애하는 것, 누군가에 열중하는 것도 호르몬의 활성화를 촉진한다.

- 추리소설을 읽거나 액션 영화를 보거나 놀이기구를 타거나 마음이 움직이는 드라마를 보면서 적당한 긴장감을 경험한다.

제3장

줄어드는 호르몬
얼마든지 되살릴 수 있다

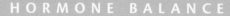

HORMONE BALANCE

사고법

부정적인 사고는
호르몬 낭비의 주범이다

호르몬 밸런스를 높이는 비결은 무엇일까?

우선, 하루의 리듬을 제대로 지키는 것이다. 대부분 호르몬은 체내 시계 리듬에 따라 분비량, 분비 리듬이 변한다. 올빼미 생활을 지속하거나, 식사를 하루 한 끼나 두 끼만 먹거나, 반대로 온종일 먹는 등 생활 리듬이 무너지면 호르몬의 리듬도 무너진다.

매일 반드시 같은 시간에 일어나거나 같은 시간에 잠든다, 밸런스 좋은 식단으로 세끼를 먹는다, 적당한 운동을 한다. 이런 규칙적이고 올바른 생활로 체내 리듬을 만든 사람은 호르몬이 제때 활동하기 쉬운 체내 환경을 만드는 사람이다. 완벽하게 규칙적으로 생활하는 것은 어렵겠지만, 바로 실행 가능한 것부터 시작해보자.

그리고 감정과 사고를 긍정적인 방향으로 가져가는 것이 중요하다. 호르몬 밸런스에는 긍정적 혹은 부정적인 감정과 생각의 방향성이 관계가 있다.

옥시토신이라는 호르몬이 있다. 옥시토신은 '커뮤니케이션 호르몬' 혹은 '애정 호르몬'이라고 불린다. 예를 들어 옥시토신이 풍부하게 생성되는 생활 습관을 유지하면, 사교적이고 적극적인 성격이 되고 사회에 긍정적으로 관여하게 된다. 또 행복을 느껴 스트레스에 의해 생겨나는 짜증도 줄어든다.

그리고 부정적인 사고를 어떻게 개선하는가에 따라 호르몬 밸런스가 좌우된다. 사물을 부정적으로 보면 마음에 부담을 느끼게 되고, 결과적으로 교감신경을 자극해 스트레스 계열 호르몬이 증가한다. 옥시토신 같은 커뮤니케이션 호르몬과는 반대 작용을 하게 된다. 스트레스 계열 호르몬이 증가하면 행복 호르몬과 쾌락 계열 호르몬이 제어되기 때문에 전체 몸의 반응이 마이너스 방향으로 움직인다.

반대로 사물을 긍정적으로 보는 사람은 세로토닌 같은 행복 계열 호르몬이 증가하여 스트레스가 억제된다. 이것이 솔직하고 친절한 마음을 갖게 하고, 전체적으로 좋은 방향으로 움직이게 한다. 또한, 코르티솔이 적당히 분비되어 프리라디칼이 억제되기 때문에 신체적으로 마이너스 요인이 줄어들고 호르몬 효율이 높아진다.

부정적인 사고를 하는 사람은 바로 '호르몬 낭비의 달인'이다. 어떤 일로 고민하느라 강한 스트레스가 계속되면 코르티솔이 대량으로 분비된다. 적당하게 분비되면 괜찮지만 많은 양이 분비되면 반대로 혈당치가 올라가고 면역력이 저하되어, 결과적으로 DHEA 계열 호르몬에 부담이 되어 DHEA의 분비를 방해한다. 이것이 호르몬을 낭비하는 구조다.

앞서 말했지만, DHEA는 중요한 안티에이징 호르몬이며, 노화를 방지하고 젊음을 유지하는 호르몬이지만, 동시에 50종 이상의 성호르몬 생산 및 발신 기지이기도 하다. DHEA를 낭비하지 않고 꼭 필요한 곳에서 활동하도록 하는 게 중요하다. 일본과 미국의 연구 결과 DHEA가 높을수록 수명이 길어진다는 통계도 있다.

부정적인 생각을 하지 않는 것은 젊음을 유지하기 위한 중요 호르몬을 소중히 사용하는 일이기도 하다.

교감을 나누면
애정 호르몬이 샘솟는다

그렇다면 옥시토신을 증가시키는 것은 가능할까?

물론 가능하다. 가장 간단한 방법은 가족이나 친한 사람과 행복한 시간을 보내는 것이다. 이런 시간을 늘리면 옥시토신을 증가시키는 바탕이 된다. 더불어 친한 사람, 사이좋은 사람과의 접촉이나, 구체적인 애정 표현은 옥시토신을 증가시킨다. 또 친절한 마음을 갖거나 솔직한 기분을 드러내는 것도 옥시토신을 증가시키는 방법의 하나다.

한편 혼자서 게임을 하거나 영화를 볼 때도 옥시토신이 분비되느냐 하면, 여기에는 실질적인 커뮤니케이션이 없으므로 효과적이라고 하기 어렵다.

옥시토신 같은 커뮤니케이션 계열의 호르몬은 여성 특유의 호르몬이라고 알려져 있다. 자궁을 수축하거나 모유를 분비하는 호르몬이며, 여성의 뇌에서 분비되어 모유 합성과 분비를 촉진하는 힘이 있다. 최근에 이르러 남성에게도 옥시토신이 분비되며, 여성뿐만 아니라 남성의 신체에서도 옥시토신이 작용한다는 사실이 밝혀졌다.

대결 게임이나 연애 게임처럼 현실과 다른 차원에서 상대의 나이를 묻지 않고 즐기는 콘텐츠가 넘쳐 나지만, 옥시토신이 적극적으로 분비되는 것은 사람 대 사람이라는 실질적인 사회적 교감을 통해서만 가능하다는 점을 잊지 말자. 그러므로 커뮤니케이션 호르몬이라 불리는 것이다. 가족과의 단란한 시간, 연인과의 달콤한 시간, 친구와 즐겁게 보내는 시간이 옥시토신이 증가하는 순간이다.

그리고 낮에 우위를 차지하는 교감신경, 밤에 우위를 차지하는 부교감신경 이 두 가지의 '진폭'이 큰 사람은 안티에이징 측면에서 그다지 좋지 않은 상황에 놓여 있다. 두 자율신경은 하루를 명확하게 나누어 활동하는 것이 아니다. 어느 한 시간대에 한쪽이 조금 더 우위가 되는 것뿐이다.

실제로 교감신경과 부교감신경은 제트코스터처럼 오르락내리락하는 것이 아니다. 교감신경이 우위가 된다고 해서 부교감신경이 제로가 되는 게 아니며 여전히 활동하고 있다. 우리의 자율신경은 그 미묘한 밸런스에 의해 유지되고 있다.

만약 낮 시간대라도 회의나 미팅 혹은 교섭 등으로 교감신경이 높아져 자율신경의 밸런스에서 더욱 교감신경이 우위가 되는 상황이라면, 약간의 부교감신경을 상승시키는, 즉 신경을 느슨하게 조작하여 부교감신경을 높이기 위한 사고와 발상을 하는 것이 몹시 중요하다.

이들 호르몬과 자율신경의 제어에 대해 메이저리그 프로야구선수, 국내 선수들에게 조언할 일이 자주 있는데, 이를 제대로 실천하는 사람은 실제로 활약하여 실적을 남긴다. 그들에게 평소보다 행복 계열 호르몬을 상승시키는 행동, 사고법에 대해 조언할 때 가장 중요한 자율신경을 컨트롤하는 방법을 함께 충고한다. 호르몬과 자율신경을 밸런스를 좋은 상태로 만드는 것이 최고의 실적 발휘로 이어진다. 그 밖에 스트레스 강도가 높은 국제 대회에서도 실적을 내는 선수는 기본적으로 호르몬과 자율신경을 잘 컨트롤하는 사람이다.

긴장을 유발하는 현장, 즉 경기를 앞둔 스포츠 선수, 거래처에서 프레젠테이션하는 회사원, 아이의 학부모 모임을 앞둔 어머니 등 평소보다 큰 스트레스 상황에서 자신이 가진 본래의 힘을 발휘하고 싶다면, 평소에 행복 계열 호르몬을 높이는 방법을 연습해야 한다. 그래야만 필요한 순간에 부교감신경을 상승시킬 수 있다. 바로 그 순간에 '자기 자신을 느긋하게 만드는 생각법'이 중요하다.

예민한 사람은
감정 밸런스를 조절하라

교감신경이 종일 우위를 차지해 밤 시간대까지 영향을 주는 건 좋지 않다. 밤에는 부교감신경이 우위인 상태의 스위치가 켜지는 리듬이 중요하다.

여기에 자신의 생각법, 발상, 나아가서는 감정이 영향을 발휘한다. 예를 들어, 감정적이 되기 쉬운 사람, 화만 내는 사람, 스트레스를 받기 쉬운 사람은 교감신경 레벨이 상승하는 상태가 계속되기 쉽다.

마찬가지로 어려운 일에 맞닥뜨렸을 때 어떤 사람은 고통으로 얼굴이 일그러지며 스트레스를 쌓아두는가 하면, 또 다른 사람은 어렵지만 어딘가에 있을 돌파구를 흥미진진하게 찾는 자세를 보인다.

전자는 '왜 나만!'이라는 부정적인 마음가짐이고, 후자는 '나라면 어떻게 할까?'라는 긍정적인 마음가짐이다. 덧붙여 후자의 경우 그 시간을 즐겁게 보낸다면 옥시토신이 분비된다.

지나치게 스트레스가 쌓인 상태가 계속되는 사람은 예민한 사람이다. 세상에서 말하는 '둔감력'이 있는 사람은 애초부터 스트레스를 쌓아두지 않는다. 자신에 대한 주위의 평가를 신경 쓰지 않는 경향이 강하기 때문에 감정적이 되지도 않는다. 자율신경의 밸런스가 무너지는 일이 적은 사람이다.

예민한 사람은 사소한 일에도 신경을 쓰며, 그 마음 상태가 계속되기 때문에 어떤 일에 대해 스트레스를 받으면 그 마음 상태가 낮뿐만 아니라 밤까지 이어진다. 부교감신경의 시간대를 교감신경이 침범하는 것이다. 그렇게 되면 자동으로 여러 가지 호르몬 밸런스가 무너진다.

스트레스를 받으면 코르티솔이 대량 분비된다. 이에 따라 DHEA의 낭비가 일어나고, 노화를 방지하는 호르몬을 쓸데없이 사용하게 된다. 스트레스는 프리라디칼도 대량 발생시킨다. 스트레스가 지나치면 좋을 게 하나도 없다.

그러므로 마음의 밸런스를 조절하는 것이 중요하다. 화가 날 때, 화가 나는 감정을 해소할 방법을 스스로 습득해야 한다. 그 방법은 호흡일 수도 있고 입욕일 수도 있다. 이미지 트레이닝도 어떤 의미에서는 효과적이다.

더불어 화가 나는 '키워드와 상황'을 사전에 알아두는 것도 중요하다. 어떤 말이나 키워드에서 나쁜 기억을 떠올리거나 분노를 느끼는지, 어떤 상황에서 기분이 나쁜지 처음부터 알고 있으면 그렇게 되지 않도록 사전에 방어 행동을 취할 수 있기 때문이다. 의식한 것을 무의식중에 회피하는 본능을 사용하는 것이다.

덧붙여 더위나 추위, 피곤 같은 육체적 스트레스나 시험을 위해 좀 더 공부해야 한다든가, 업무 목표량을 채우기 위해 조금 더 일해야 한다든가, 누군가와 잘 지내기 위해 고민하는 등의 적당한 정신적 스트레스는 우리의 생활에서 빼놓을 수 없는 부분이다.

스트레스가 되는 상황을 아예 막을 수는 없다. 이를 피하려고 신경 쓰다 보면 오히려 더 많은 스트레스를 받게 된다. 스트레스에 대처하기 위해 또 다른 스트레스를 받는 모순된 상황에 빠지게 되는 것이다. 그러므로 스트레스는 어떻게 잘 활용하는가가 중요하다.

적당한 스트레스, 즉 '좋은 스트레스'를 경험하면 체내에서 성장 호르몬이 분비된다. 긍정적으로 생각하고 부정적인 스트레스를 유발하는 상황을 피하는 연습을 해야 한다.

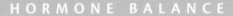

HORMONE BALANCE

행동법

무미건조한 생활에
강약을 주자

아침에 일어나서 밤에 잠들기까지 우리는 여러 가지 행동을 한다. 예를 들면 에스컬레이터나 엘리베이터 대신에 계단을 이용하는, 언뜻 보면 아무것도 아니라고 생각할 법한 행동이 일상의 운동 부족을 해소하고, 근육을 사용하며, 호르몬 분비로 연결된다.

이런 '치환 행동'을 추천한다. 물론 갑자기 몸에 강한 부담을 주는 자극적인 운동은 안 되지만 매번 자동차, 오토바이 혹은 자전거를 타고 가던 쇼핑을 운동을 겸해 걸어가 보는 것도 좋다. 지방을 연소하는 절호의 기회가 된다.

이런 행동은 호르몬 전체를 위하거나 하나의 호르몬을 위한다는 두 가지 측면으로 나누어 볼 수 있다.

호르몬 전체를 위한 행동은 규칙적이고 올바른 생활이다. 대부분 호르몬은 체내 시계를 따라 움직인다. 매일 아침 같은 시간에 일어나는 습관, 같은 시간에 자는 습관, 규칙적으로 먹는 습관 자체가 하나의 기본 축이 된다. 여러 가지 호르몬을 스케줄대로 움직이게 하기 위한 기본이다.

단독 호르몬 시점에서 행동을 점검하면 여러 가지가 보인다. 예를 들어, 성장 호르몬의 분비는 주로 수면 중에 일어난다. 이외에도 공복 시, 스트레스를 받을 때, 운동할 때 이 세 가지 상황에서 분비된다. 움직이고 쉬고 움직이고 쉬고, 이렇게 생활에 강약이 있으면 성장 호르몬이 활약하기 쉬워진다.

반대로 행동에 강약이 없으면 성장 호르몬의 효과는 반감된다. 성장 호르몬은 증감의 강약에 의해 더욱 능력을 발휘할 수 있다. 극단적으로 말하자면 계속 상승한 상태일지라도 그 효과는 적다.

회사를 정년퇴직한 사람, 혹은 전업주부이면서 자녀를 다 키운 여성 등 50~60대 전후에 리듬이 없는 생활을 보낼 확률이 높은 사람이라면 주의해야 한다. 일어나는 시간도 제각각, 식사 시간도 멋대로, 외출도 하지 않고 늘어져서 계속 텔레비전만 보는 사람도 많을 것이다. 이렇게 행동에 리듬이 없는 생활은 안티에이징의 적이다.

리듬 없는 생활을 하면 교감신경과 부교감신경의 밸런스도 강약이 없어진다. 낮의 교감신경이 제대로 상승하지 못하면 밤의 부교감신경도 상승하기 어려워진다. 신경 밸런스에서 우위성에 따른 진폭이 억제된다.

그 결과 수면의 질이 악화한다. 수면의 질이 악화하면 낮에 활동해야 할 교감신경이 저하되기 때문에 악순환에 빠진다. 호르몬이 제대로 작용하기 위한 환경이 점점 나빠져 호르몬 밸런스도 악순환에 빠지게 된다.

또 하나, 낮에 계속 집에 있으면서 식사 때가 아닌 시간에 밥을 먹거나 끊임없이 먹으면 공복 시간이 없어져 성장 호르몬이 분비되기 어렵다. 여기에 제안하고 싶은 것은 두 가지다.

생활 전체에 강약을 주자.

낮 시간대에 '행동의 강약'을 주자.

이 둘을 실천하는 것만으로 당신의 호르몬 밸런스가 개선된다. 더불어 안티에이징에도 좋은 영향을 준다.

호르몬 밸런스를 유지하는
하루 습관

그렇다면 여기에서 행동 습관에 관한 이상적인 패턴을 알아보자.

- 규칙적인 시간에 일어나고 충분히 아침 햇볕을 쬔다(밤 11시에 취침하면 아침 6시, 밤 12시에 취침하면 아침 7시에 기상한다).
- 기상 후, 물 한 컵을 마신다(취침 전에도 물 한 컵을 마신다).
- 기상하고 한 시간 이내에 아침을 먹는다.
- 조식은 당질과 단백질에 중점을 둔다. 채소 주스, 우유, 요구르트를 추천한다.

- 아침 후 따뜻한 물로 샤워를 한다(교감신경의 자극).

- 기상 후 운동은 가볍게 한다(워킹, 스쿼트, 국민체조).

- 일과 미팅은 '90분 사이클' 리듬을 유지한다(집중력은 90분).

- 오전 11시에서 낮 12시 사이에 '약간 힘든 운동'을 한다(근육 트레이닝+워킹, 수영, 테니스, 골프).

- 점심도 규칙적인 시간에 먹는다(채소, 단백질, 탄수화물의 순서로 먹는다).

- 오후 1~2시에는 '5~15분 정도 낮잠'을 잔다.

- 오후 2시는 '창조성'의 시간(기획안 작성, 문화센터 등의 강의 수강, 생산성 높은 작업) 이다.

- 오후 4시는 '정보 교환'의 시간(커피숍에서의 상담, 내부 미팅, 거래처와의 미팅)이다.

- 오후 6~7시는 '근육 트레이닝+워킹'의 시간(퇴근 모드)이다.

- 오후 6~9시는 '밸런스를 지킨 저녁 식사' 시간이다.

- 밤 9시 이후에는 스마트폰, 컴퓨터를 끈다(방 조명도 어둡게 한다).

- 전원 기기를 끄고, 가족과 단란한 시간을 갖거나 독서를 즐긴다(휴식 상태).

- 밤 10~11시에는 미지근한 물에 반신욕을 한다(부교감신경을 우위로 만든다. 밤 11 시 취침이라면 밤 10시까지 입욕, 12시 취침이라면 밤 11시까지 입욕한다).

이미 은퇴하거나 정년퇴직한 사람은 사회인으로서도 은퇴한 마음이 들지 모르지만, 그것은 착각이다. 지금까지 해온 업무를 중지하고 소속되어 있던 회사를 그만두었을 뿐, 어엿한 사회인이다. 우리는 죽을 때까지 모두 사회인이다.

그러므로 집에만 있지 말고 외출할 기회를 만드는 것이 중요하다. 취미가 있는 사람은 취미에 열중하고, 아무것도 없는 사람은 지금까지 자신과는 인연이 없었던 미술관에 가본다든가, 연극이나 영화를 본다든가, 등산을 시작해본다든가, 가벼운 운동을 할 수 있는 헬스장에 등록해보자. 강약이 있는 긍정적 활동이 호르몬 파워를 상승시키며 건강하게 사는 시간을 연장한다. 밖으로 나가 사람들과 교류하는 기회를 늘리기 바란다.

이런 커뮤니케이션이 여성과 비교하면 남성은 왠지 모르게 어색하다. 특히 이미 퇴직한 신분임에도 회사의 직위대로 행동하는 중장년 남성은 미움을 받기 쉽다. 덧붙여 인기 있는 중장년 남성은 솔직하고, 호기심이 왕성하며, 겸손하다. 여기에 유머까지 겸비하면 최강이다.

반대로 너무 열심히 일하는 샐러리맨은 행동의 진폭이 지나치게 활발하다. 그러므로 낮 시간대를 이용해 그것을 조금 해소할 방법을 찾는 것이 중요하다. 시간을 나누고, 어느 시간대 이후에는 휴식을 취할 수 있는 조건을 정비하여 호르몬을 효과적으로 활용할 수 있는 환경을 만들자.

걷고 숨 쉴 때도
리드미컬하게

행복 호르몬인 세로토닌 분비의 절정은 낮 12시 전후다. 이 때 약간 힘든 운동으로 세로토닌의 분비 효율을 높이면 수면 중에 활발해지는 멜라토닌의 활동 효율을 높일 수 있다. 왜냐하면, 이 시간대의 리듬 운동이 '수면을 깊게 한다'는 연구 자료가 있기 때문이다. 이 시간대에 세로토닌을 많이 분비하면 결과적으로 멜라토닌이 증가한다. 그러면 질 좋은 잠을 잘 수 있다.

또 호르몬이 분비되는 오전 시간대에 걷기, 수영, 근육 트레이닝 등 리듬 운동을 넣는 것이 중요한데, 통근 시간과 이동 시간에 '걷기 운동'을 해보자. 출근하면서 걷기, 영업하기 위해 이동하면서 걸을 때 리듬 요소를 넣으면 세로토닌을 건강하게 증가시키는 것이 가능하다. 걸을 때는 마음속으로 '하나둘, 하나둘'이라고 리듬을 붙이면서 걷도록 하자.

반복 운동인 리듬 운동에는 걷기, 호흡, 씹기 등이 있는데, 이에 따라 세로토닌의 분비가 활발해진다. 심지어 '껌을 씹는 것'도 유효하다. 리듬감 있는 댄스나 느긋하게 숨을 뱉는 복식호흡도 효과적이다.

중요한 점은 '집중해서 행동하는 것'이다. 힘없이 하는 것은 아무런 효과가 없다. 특히 호흡법은 매우 효과적이다. 부교감신경을 높이는 호흡법에 의해 세로토닌이 높아진다는 사실이 증명되었다. 밤에 잠을 잘 때 부교감신경을 높이기 위해서, 낮에는 너무 높아진 교감신경을 해소할 때 이 호흡법이 중요하다.

호흡법에는 여러 가지 패턴이 있다. 그중에서 어렵지 않고 비교적 간단한 방법을 익혀 세로토닌을 의식하면서 실천해보는 것도 좋다. 또 누군가와 접촉할 때 증가하는 옥시토신과 리듬 운동으로 증가하는 세로토닌의 특성을 이용해 댄스를 첨가하는 것도 추천한다.

누군가와의 커뮤니케이션을 위해 요가 교실에서 호흡법을 배우는 것도 좋다. 걷기나 사이클 같은 혼자서 하는 리듬 운동으로도 세로토닌은 나오지만, 옥시토신을 함께 증가시키고 싶다면 무언가 함께하며 호흡하고, 리듬 운동이 가능한 '장소'에 가는 것을 추천한다. 사무실에서의 업무가 계속된다면 다음과 같은 간단한 트레이닝을 해보자.

❶ 숨을 들이쉬며 배를 한껏 부풀린다.

❷ 숨을 내쉬며 배를 홀쭉하게 만들어 그대로 30초간 유지한다.

❸ 이것을 몇 세트 반복한다.

❹ 계속해서 배를 의식하며 1에서 8까지 숫자를 세면서 숨을 뱉는다.

❺ 배를 부풀리면서 1에서 4까지 숫자를 세면서 숨을 들이쉰다.

❻ 이것을 몇 세트 반복한다.

이것은 리듬 운동으로서 배의 근육, 특히 속 근육을 단련하는 드로잉과 부교감신경을 높이는 복식호흡을 함께하는 방법이다. 따로 시간을 내 근육 트레이닝과 스트레칭을 할 수 없다면 일하면서 틈틈이 실행해보기 바란다. 간단히 호르몬 밸런스와 자율신경 밸런스를 정비할 수 있다.

하루에 얼마나 많은 사람과
이야기를 나누는가?

요즘은 스마트폰이나 태블릿 PC, 컴퓨터 등을 이용해 어떤 정보라도 검색이 가능한 편리한 시대다. 기술의 발전으로 인한 편리함을 누리는 것도 좋지만, 거기에 의존하기 때문에 생기는 손실도 있다. 실질적인 커뮤니케이션, 현실의 인간관계가 불필요하게 느껴지는 측면이 바로 그것이다.

세로토닌, 옥시토신의 상승에 대한 면에서 보면 알 수 있다. 옥시토신이 나오면 세로토닌도 활성화되지만, 세로토닌이 올라가지 않으면 멜라토닌도 상승하지 않아 성장 호르몬도 활동하지 않는다.

긴장 상태가 계속되면 코르티솔이 악화하기 시작하고, DHEA를 바탕으로 하는 남성 호르몬, 여성 호르몬 같은 성호르몬도 제대로 활동할 수 없다.

그리고 무엇보다 스마트폰 같은 디스플레이 액정을 밤 시간대에 보면 블루라이트의 영향으로 멜라토닌이 억제되어, 체내 시계가 거꾸로 뒤틀릴 뿐만 아니라, 수면이라는 재생 공장의 질이 저하된다.

우리 생활에서 정보 기기는 뗄 수 없는 관계지만, 그것에 너무 의지하면 스킨십의 기회를 잃게 된다. 호르몬의 입장에서 '분비가 억제되기 쉬운 환경'이 되어버린다.

사무실에 앉아서 하는 일이 대부분이고 심지어 인터넷 환경에 밀접하다면, 누구와도 접촉하지 않고 하루를 보내는 것이 가능하다. '누구와도 연관되지 않아서 편하다'라고 느끼는 사람도 많겠지만, 세로토닌과 옥시토신 등 커뮤니케이션 호르몬 분비가 줄어들고 노화가 촉진된다. 그러므로 조금은 자신의 행동을 되돌아볼 필요가 있다.

- 무엇이든 메일 혹은 문자 메시지로 해결하지 않는가?
- 잠시 사람과 만나 이야기하는 것을 귀찮다고 생각하지 않는가?
- 게임에 몰두하여 가족과 친한 사람들과의 시간을 희생하고 있지 않는가?
- 최근 사람과의 대화량이 줄었다고 느끼지 않는가?
- 전해야겠다고 생각한 사안이 있어도 시간이 지나면 포기해버리지 않는가?
- 스스로 생각하지 않고 바로 인터넷이나 스마트폰으로 검색하지 않는가?

사람과 만나고, 이야기를 나누고, 접촉하는 것은 삶과 호르몬 밸런스에도 매우 중요하다.

바쁘게 일하는 동안에는 '은퇴하면 되도록 외출은 자제하고 집에서 느긋하게 보내자'라고 생각할지 모르지만, 그것은 잘못된 생각이다. 은퇴와 은거는 생각하지 않는 편이 인생을 더욱 행복하게 만든다.

나이가 들어서 어디론가 외출하거나 통근(통학)하는 것은 큰일이라고, 육체에 부담이 가니 힘들다고 생각할지 모르지만 그럴 때는 다음을 떠올려보자. 적당한 스트레스는 성장 호르몬을 생산한다, 올바르고 규칙적이고 강약이 있는 생활이 호르몬 전체의 밸런스를 조절한다는 사실을 말이다.

어느 정도의 긴장감 혹은 스트레스는 나이와 관계없이 건강한 삶을 위한 비결이다. 회사를 그만두거나 전업주부의 일만 반복하면서 아무것도 하지 않는 게 자유로운 삶이라 생각하겠지만, 반대로 우울병 증상이 나타나는 사람도 있다. 이는 어떤 의미에서 당연한 일이다.

90분 집중하고
5분 휴식하기

커뮤니케이션이 적극적, 소극적이라는 의미에서 안드로겐 같은 남성 호르몬이 중요해진다. 남성 호르몬이 상승하면 리더십과 적극성이 올라가지만, 남성 호르몬 자체가 나이와 함께 감소하기 때문에 중장년 남성은 점차 적극성이 줄어들고 결단력이 흐려지기 시작한다. 바꿔 말하면 '여성적'으로 변한다. 히스테리같이 갑작스러운 분노가 일어난다든지, 짜증이 난다든지, 침울해지는 증상도 나타난다.

여성의 경우, 반대로 에스트로겐이 감소하여 테스토스테론이 우위가 된다. 테스토스테론은 남성 호르몬이기 때문에 신체적인 면에서도 남성화되지만, 사실 성격적인 면에도 영향을 미친다. 젊었을 때 무엇이든 결정을 잘 하지 못했던 여성이 중장년이 되면 훌륭한 결단력을 발휘하는 것은 이 때문이다. 어떤 의미에서 남성 이상으로 '믿음직한 아줌마'가 늘어나는 것은 호르몬 밸런스의 변화에 따른 생리적인 배경이 있다.

생리적인 부분은 피할 수 없지만, 남성은 남자답게 여성은 여자답게 유지하기 위해서는 호르몬 분비의 특성을 알고 적극적으로 행동하는 생활에 더욱 신경 써야 할 필요가 있다. 이를 위해서 다른 생리적 메커니즘을 응용해도 좋다.

어떻게 해도 생활 리듬이 무너질 수밖에 없는 중장년이지만, 앞서 말한 '90분 사이클'은 실제로 유효하므로 꼭 생활 리듬에 접목하자. 논 렘수면과 렘수면은 대체로 90분에서 110분 반복한다. 잠을 잘 때 뇌파의 사이클이 대체로 그 정도이기 때문이다.

사실 낮에도 비슷한 사이클이 존재하며, 집중력을 유지하는 사이클의 평균은 약 90분이다. 잠을 자고 있을 때뿐만 아니라, 일어나 있는 동안에도 뇌파는 90분 사이클로 움직이고 있다. 정확하게 60분에서 100분 사이클로 개인차가 있지만, 평균이 90분이다. 이것은 뇌가 완전히 가동하는 한계 시간이다.

그러므로 이 90분 사이클을 활용해야 한다. 90분 사이클은 업무의 효율을 위한 기준이 되기도 한다. 90분 집중하고 5분 휴식을 취하고, 다시 90분 집중하고 5분 휴식을 취한다. 집중력을 지속하는 동시에 생산성을 높이기 위해서 이 사이클은 필수다.

90분 사이클은 업무에만 한정된 것이 아니다. 종일 계속해서 이어지는 가사를 할 때도 이 90분 사이클이 유효하다. 가사노동의 종류에 따라 10분 정도 쉬면 된다. 또 공부할 때 문제를 풀거나 암기를 하는 등 집중력을 발휘하고 휴식하는 방법에도 이 90분 사이클을 이용해 효율적으로 조절해보자.

잠은 적금처럼
축적할 수 없다

반대로 이 사이클을 무시하고, 예를 들어 서너 시간 동안 계속해서 긴장이 고조되면 이 상태에 대항하여 코르티솔이 대량 나온다. 즉, 몸이 마이너스 방향으로 치우칠 가능성이 커진다.

또 긴장감이 지속하면 교감신경이 매우 높아지기 때문에 밤에 우위가 되어야 할 부교감신경과의 밸런스가 무너진다. 그러므로 평일에 바쁘게 일하는 사람에게는 다소 실망스러운 말로 들리겠지만, 호르몬 밸런스를 생각하면 주말에 보통 때보다 늦은 시간에 일어나서 잠을 축적해두려는 행동은 몸에 마이너스다. 모처럼 정비한 생활 리듬이 주말마다 와르르 무너져버리기 때문이다.

평일에는 할 수 없어 주말 혹은 일요일에 점심까지 자거나, 아침부터 밤까지 자거나, 뒹굴뒹굴하거나, 식사도 불규칙적으로 하는 건 호르몬 분비를 생각할 때 최악의 행동이다.

원래 지나친 잠은 호르몬 밸런스와 자율신경에 전혀 좋을 것이 없다. 그러므로 원칙을 정해 주말에도 올바르고 규칙적인 리듬을 유지하는 것이 호르몬의 힘을 최대한 끌어내기 위한 가장 이상적인 방법이다.

만약 주말에 수면 부족을 해소하고 싶다면 일찍 잠드는 것이 좋다. 우리는 잠을 축적하는 '수면 적금'은 할 수 없지만, 일어나는 시간은 바꾸지 않고 빨리 잠들어 충분히 자는 것으로 부족한 부분을 채울 수 있다.

만약 평일에는 밤 12시에 자고 다음 날 아침 7시에 일어난다면, 수면 부족이 축적된 주말에는 밤 9시 혹은 10시 정도에 잠을 자자. 그리고 다음 날에는 언제나처럼 7시에 일어날 것. 그렇게 하면 수면 부족을 해소하는 동시에 체내 시계도 유지할 수 있다.

여기에서 문제는 '은둔 생활'을 하는 사람들이다. 퇴직하고 출근할 필요가 없는 사람들은 매일이 일요일과 같다. 이들은 날

마다 일요일이지만 여러 가지 일을 하는 그룹과, 매일이 일요일이므로 멍하니 시간을 보내는 그룹으로 나눌 수 있다.

회사에 가지 않으니 한가할 것으로 생각하겠지만, 반드시 그렇지는 않다. 적극적이고 활달한 고령자는 '무언가'를 하는 경우가 많다. 절대 한가하지 않다. 그들은 올바르고 규칙적인 생활을 하므로 체내 리듬이 무너지지 않는다. 매일 아침 같은 시간에 일어나 낮에는 바둑을 두거나, 카페나 식당에서 모임을 갖고, 스포츠클럽에 다니며 운동하는 등 젊은 사람들보다 오히려 더 리듬감 있는 생활을 한다.

극단적인 자극은 혈압 등에 좋지 않지만, 일상생활에서 적당한 자극을 받으면 많은 호르몬이 활성화된다. 체내 시계를 정비하고 리듬감 있는 생활을 하는 것이 젊음과 건강을 유지하는 유일한 방법이다.

HORMONE BALANCE

운동법

근육 트레이닝과
유산소 운동은 한 세트다

성장 호르몬이 분비되는 타이밍 중 하나는 '운동'이다. 원래 성장 호르몬이 가장 많이 분비되는 때는 전체의 70~80퍼센트가 수면할 때, 그것도 잠들기 시작한 후 세 시간 동안이지만 근육 트레이닝을 할 때도 성장 호르몬이 나온다.

근육 트레이닝은 무산소 운동이다. 근육 트레이닝을 하면 근육이 두꺼워지는데, 이것은 상처 입은 근육이 회복하면서 두꺼운 근섬유로 변하기 때문이다. 이 프로세스를 통해 성장 호르몬이 나온다.

근육 트레이닝을 하면 지방이 분해되고, 분해된 지방은 지방산과 글리세롤이라는 물질로 변한다. 근육 트레이닝 후에 유산소 운동을 함께하면 지방산과 글리세롤을 연소하는 것이 가능하다. 지방을 분해할 뿐 아니라 '소비'까지 하는 것이다. 그러면 지방이 줄어들 뿐만 아니라 근육이 붙는 일석이조의 효과를 볼 수 있다.

지방이 감소하면 지방에서 분비되는 아디포사이토카인이라는 나쁜 호르몬의 분비를 억제할 수 있다. 하지만 과도한 운동은 그것 자체가 스트레스가 되어, 활성산소와 프리라디칼이 발생하기 때문에 역효과다. 적당한 운동이 중요하다. 근육 트레이닝의 장점을 정리하면 아래와 같다.

성장 호르몬이 분비된다.
지방을 분해한다.
근육 트레이닝 후 유산소 운동을 하면 근육이 생긴다.
나쁜 호르몬의 분비를 억제한다.

지방에 대해 말하자면, 유산소 운동을 함께하는 연소 활동을 하지 않으면 원래 상태로 돌아와 버린다. 이 점을 잊지 말자.

근육 운동은
5분이 적당하다

근육 트레이닝은 어느 정도 하는 것이 적당할까?

시간은 5분 정도가 충분하다. 짧다고 생각할지 모르지만, 근육 트레이닝은 연속해서 하는 것이 많다. 더욱이 너무 긴 시간을 하게 되면 오히려 근육에 마이너스 영향을 끼치게 된다.

심장 박동 수를 쟀을 때, 평상시와 비교하여 20~30퍼센트 상승하는 정도의 운동을 기준으로 삼자. 조금 강한 운동이라고 생각하면 된다.

모든 트레이닝을 할 때 기억해둘 말이 있다. 시간, 횟수, 걸음 수, 거리는 자신의 심장 박동 수와 상담할 것. 무엇이든 개인 차가 있다. 우선 몇 번 해보고 통상 수치보다 20~40퍼센트 이상이 되는 상태를 확인해보자. 50~60퍼센트 이상의 과잉 트레이닝은 계속하지 않아야 한다. 또 다른 사람과 비교할 필요는 없다. 자신의 페이스대로 하면 된다.

앞서 말한 운동으로 수축하고 손상을 입은 근육이 보강되어 '두꺼운 근섬유'로 변하기까지 약 48시간이 걸린다. 이틀 정도의 간격을 두면 대체로 근육이 회복되므로 그때 다시 운동을 시작하면 된다. 매일 연속하여 같은 근육 트레이닝을 하게 되면, 근육이 회복되지 않은 상태에서 자극을 받게 되어 몸에도 호르몬에도 좋지 않다.

헬스장에 돈을 내고 등록은 했지만, 가지 않는 날이 더 많아 아까운 사람도 있을 것이다. 꾸준히 운동하는 건 어렵지만, 방법이 없지는 않다.

근육 트레이닝을 정기적으로 계속하기 위해서는 '3단계'로 나누는 것이 좋다.

상반신(팔굽혀펴기, 덤벨 운동 등)
복근 운동(윗몸 일으키기), **등 운동**(코브라 자세)
하반신(스쿼트: 등, 엉덩이, 허벅지, 장딴지, 각 근육의 중점 수축)

이 세 단계를 하루에 하나씩 하고, 3일간 세 단계를 완성하면 한 세트다. 이 운동은 집이나 회사에서도 가능하다. 꼭 헬스장에 가야 한다고 생각하는 사람도 있지만 통근할 때, 혹은 이동할 때 걸음을 워킹으로 대체하는 것으로 충분하다. 여기에 근육 트레이닝을 조금 첨가하면 운동의 효과는 그만큼 높아진다.

유산소 운동으로는 '15분 걷기'를 추천한다. 지하철로 출퇴근할 때 한 정거장 전에 내려서 걷고, 걷기 전에 5분 정도 근육 트레이닝을 하는 것이 좋다.

단, 지방 연소도 성장 호르몬 분비도 한두 시간은 계속되기 때문에 근육 트레이닝 직후에 바로 걷지 않아도 효과가 있다. 가능한 시간에 근육 트레이닝을 하고 그 뒤에 워킹을 하면 된다. 이 순서를 기억해두자.

근육을 긴장하게 하는
슬로 트레이닝

출근하지 않는 사람들은 집에서도 가능하고, 영업자들은 업무 중에 가볍게 걸으면 된다. 그리고 회사에서 휴식 시간이 주어지는 사람은 유산소 운동 전에 약간의 근육 트레이닝을 더하면 효과는 배가된다.

스포츠센터에 다니는 사람은 이미 알겠지만, '머신'을 먼저 하고 그 뒤에 워킹과 수영을 하는 패턴이 많다. 이것이 근육 트레이닝과 유산소 운동의 콤비네이션이다. 이 콤비네이션이 우리 몸을 이상적인 체형으로 만들며, 몸의 기능을 효과적으로 끌어내 호르몬을 잘 분비하고 사용하도록 한다.

그리고 천천히 하는 것, '슬로 트레이닝'을 의식하는 것이 중요하다. 근육을 천천히 움직일 것, 팔굽혀펴기나 스콧도 천천히 하면 몸에 긴장 신호가 발신되어 성장 호르몬이 나오기 쉬워진다. 슬로 트레이닝은 관절 통증도 방지할 수 있다. 스콧도 급격하고 빠르게 하면 무릎 통증을 유발할 수 있다.

가장 잘못된 상식이 바로 토끼뜀이다. 예전에는 운동 모임에서 토끼뜀을 많이 했는데, 이는 무릎 관절에 무리를 줄 가능성이 있다. 원래 목적은 스콧과 비슷하다. 다리에 긴장감을 주어, 관절을 수축하는 것이다. 토끼뜀처럼 완전하게 쭈그리고 앉는 것이 아니라 그 직전에서 굽히는 것을 멈춰 관절의 무리는 감소하고, 근육을 긴장하게 하는 것이 중요하다.

수면 장애가 있는 사람은
정오에 운동하라

복근 운동을 할 때도 양다리는 쭉 펴고 해야 한다. 하지만 다리를 완전히 고정하면(쭉 펴면) 복근보다도 둔부의 근육을 사용하게 되어 중장년층에게는 부담이 된다.

앞서 말한 상반신, 복근 운동과 등 운동, 하반신 이 세 단계로 나눈 근육 트레이닝을 할 때도 유효한 시간대가 있다. 단, 제대로 자는 사람과 그렇지 않은 사람은 근육 트레이닝을 위한 이상적인 시간대가 다르다. 잠들 거나 수면 시간에 문제가 없는, 즉 수면 장애가 없는 사람은 '저녁 시간부터 밤 시간대'에 근육 트레이닝을 하자.

반면 수면에 문제가 있는 사람은 교감신경이 하루의 후반까지 늘어지는 형태를 보인다. 하버드대학 연구 자료에 의하면 이런 사람은 '낮 12시 조금 전 정도'에 근육 트레이닝과 유산소 운동을 하면, 잠자기 쉬워진다는 결과가 있다. 점심 전후에 교감신경을 적극적으로 상승시키면 밤 시간대에 부교감신경에 배턴 터치를 부드럽게 할 수 있다.

근육 트레이닝과 세트로 하는 유산소 운동의 대표는 앞서 말한 대로 워킹이다. 이때 시간은 15분 정도로 충분하다. 단, 이 15분은 5분 근육 트레이닝과 세트로 할 경우를 말한다. 근육 트레이닝 없이 워킹만 한다면 30분에서 한 시간 정도가 적당하다.

덧붙여 이 시간에도 개인차가 있다. 앞서 말한 대로 심장 박동 수의 20~30퍼센트 상승을 목표로 가장 적당한 시간과 거리를 스스로 선택하자. 너무 열심히 하는 것은 호르몬에도 좋지 않다. 빠른 걸음으로 워킹하는 사람도 있지만, 근육 트레이닝과 세트로 하므로 천천히 해도 충분히 효과를 얻을 수 있다. 초조해할 필요는 없다.

수면 문제가 없는 회사원이라면 퇴근 후에 5분 근육 트레이닝을 하고, 집으로 돌아가는 길 어딘가에서 15분에서 20분 정도 천천히 걷는 운동법을 추천한다. 그리고 행복 호르몬인 세로토닌의 분비를 늘리고 싶다면 아침 워킹을 추천한다. 시간은 역시 5분에서 20분 정도가 알맞다. 세로토닌은 모든 리듬 운동으로 활성화되는 매우 편리한 호르몬이다. 그리고 워킹할 때는 '하나둘, 하나둘' 외면서 리드미컬하게 걷자. 이것은 규칙성을 중시하는 리듬 운동의 기본이다.

아침저녁의 조깅을 일과로 하는 사람도 있겠지만, 조깅은 관절과 근육에 무리를 줄 가능성이 있다. 그런데도 조깅이 하고 싶다면 너무 지나치지 않게, 평소 심장 박동 수의 20~30퍼센트 정도만 상승하도록 강도를 조절하면 된다.

근육 트레이닝은 근육을 수축하는 운동이다. 반대로 스트레칭은 근육을 이완하는 운동이다. 근육을 늘리면 부교감신경이 우위가 된다. 스트레칭에 따른 호흡법은 횡격막의 스트레칭과도 연결되어 부교감신경에 스위치가 켜진다. 예를 들면, 목욕 전후에 스트레칭하면 수면 시간을 위한 부교감신경을 상승하기 때문에 효과적이다.

밤에는 무조건 부교감신경을 높이는 것에 전념하자. 말초 모세혈관을 넓혀 호르몬이 전신으로 운반되기 쉬운 환경을 만드는 것이 중요하다. 낮 동안 활발히 활동해 흥분한 뇌와 신경을 안정시키면, 수면 중 성장 호르몬의 분비 효율도 높아진다.

스트레칭 효과를 보려면
등을 곧게 펴라

스트레칭을 할 때 조금 신경 써야 할 것이 있다. 그것은 '등의 라인을 곧게 펴는 것'이다. 등을 곧게 펴면 척추로 가는 모세혈관을 넓히기 쉬워지기 때문이다. 전신을 천천히 늘리는 운동이 좋다. 효과적이고 간단한 스트레칭 방법을 소개한다.

●목 스트레칭
숨을 참으면서 천천히 머리를 앞으로 숙인다. 다시 목을

젖힌다. 목을 돌린다. 왼쪽으로 크게 한 바퀴, 다음은 오른쪽으로 크게 한 바퀴 돌린다.

●손목, 어깨 스트레칭
가슴 앞으로 왼 손바닥을 오른손으로 잡고 왼쪽 손목을 천천히 앞으로 꺾는다. 반대도 똑같이 한다. 오른손을 왼쪽 어깨 위에 두고 천천히 왼쪽 어깨를 아래로 늘린다. 손을 바꿔 똑같이 손목과 어깨를 늘린다.

●하반신 스트레칭
바닥에 앉아 양다리를 넓게 펼치고, 다리를 향해 좌우를 교환하며 상반신을 앞으로 구부리고, 다리 사이로 천천히 앞으로 숙인다.

●등, 허리 스트레칭
바닥에 양다리를 모아 펴고 앉아 천천히 숨을 멈추면서 앞으로 숙인다. 허리와 등을 늘린다.

●다리 스트레칭
바닥에 앉아 양다리를 넓게 펴고 오른 다리를 천천히 뒤로 굽혀 오른쪽 허벅지를 늘린다. 왼쪽도 똑같이 실시한다. 근육을 늘릴 때는 숨을 멈추고 천천히 해야 한다. 늘어나는 정도가 기분 좋게 느껴질 때가 자기에게 가장 잘 맞는 스트레칭이다. 덧붙여 스트레칭 시간은 2~3분이 적당하다.

밤에 뜨거운 물로
샤워하지 마라

입욕은 좋은 습관이다. 욕조에 몸을 담그는 건 건강과 젊음을 유지하기 위한 최적의 방법이다. 약 38도에서 41도의 다소 미지근한 온도에서 20분가량 반신욕을 추천한다.

입욕하면 전신의 혈관에서 일산화질소가 분비된다. 이것은 모세혈관을 이완하고 부교감신경을 상승시키는 효과로 이어진다. 그리고 전신에 신진대사, 림프의 흐름이 촉진되어 노폐물이 밖으로 배출되는 효과가 있다.

또 미세한 기포를 만들어내는 월풀 욕조나 탄산 입욕제를 활용하면 기포의 자극으로 전신 모세혈관의 혈류를 좋게 할 수 있다. 기포가 터질 때 초음파가 나오는 '초음파 마사지'에 대한 연구 결과도 있다.

하지만 목욕물 온도가 42~43도가 되면 피부에 자극을 줘 교감신경이 올라갈 가능성이 있다. 평일 밤 시간대, 수면 전 입욕은 미지근한 물에 20분 정도 반신욕을 하는 것이 이상적이다.

단, 43도 정도의 뜨거운 탕에 10분 정도 들어가 있으면 세포를 보수하는 단백질이 활성화된다. 이 단백질은 '열충격단백질(HSP)'이라고 불린다. HSP는 콜라겐의 노화를 방지하고 면역 기능을 높이는 여러 가지 기능이 있다. 심장에 부담을 주고 자율신경을 교란하기 때문에 매일 하는 것은 무리지만, 일주일에 한 번이나 주말에 수면과 전혀 관계없는 시간대에 하면 좋다(몸을 몹시 뜨겁게 하므로 물 온도를 점검하는 등 충분한 주의가 필요하다).

씻을 때 간단히 샤워만 하는 사람이 많은데, 개인적으로 추천하지 않는다. 샤워로 몸이 따뜻해지려면 뜨거운 물을 사용해야 하고, 그 결과 교감신경이 높아진다. 긴장을 풀고 휴식을 취하는 상태, 즉 부교감신경이 상승하는 상태가 되지 못하기 때문이다. 하지만 아침에 일어나 하는 샤워는 교감신경을 높이는 효과가 있으므로 정신을 차리는 의미에서는 좋다.

밤에 하는 샤워는 추천하지 않는다. 또 목욕 후 인터넷을 하거나 부정적인 내용의 메일을 확인하거나 전화 통화를 하고, DVD나 텔레비전을 보는 것 역시 추천하지 않는다. 모두 '교감 신경 과잉'으로 연결되기 때문이다. 교감신경 과잉은 목욕으로 올라간 체온을 떨어뜨려 모처럼 열린 말초 모세혈관을 수축시킨다. 목욕 후에는 방의 조명을 낮추고 느긋하게 쉬는 것이 호르몬의 힘을 높이는 데 도움이 된다.

저녁 식사부터 취침까지의 이상적인 패턴은 다음과 같다(단, 밤 11시에 취침할 경우).

❶ 저녁 식사는 밤 8시 또는 9시까지 밸런스 좋은 식단으로 한다.

❷ 밤 9시부터 10시 사이에 조명 모드를 바꾼다(컴퓨터, 휴대전화, 텔레비전 멀리하기).

❸ 목욕은 밤 10시까지 한다(목욕 전후에 3분 정도 간단한 스트레칭을 하면 멜라토닌이 분비되기 시작한다).

❹ 목욕물 온도는 38~41도가 이상적이고, 약 20분간 반신욕을 한다.

❺ 주말에 1회, 43도 정도의 뜨거운 물에 10분간 반신욕을 한다(수면과 관계없는 시간대에 한다).

❻ 목욕 후에는 방의 조명을 낮춘다.

❼ 커피, 홍차, 녹차는 밤 8시까지(카페인은 각성 효과가 있다)만 마신다. 물, 허브티, 우유는 자기 직전까지 마셔도 좋다.

이런 패턴은 취침 후 몇 시간 동안 멜라토닌과 성장 호르몬 같은 안티에이징 호르몬이 활발하게 나오는 환경을 만들어준다. 근육 트레이닝, 워킹, 스트레칭 그리고 입욕 등은 이러한 환경을 만들기 위한 필수 규칙이다.

제4장

호르몬을 내 편으로
만들어 활용하는 방법

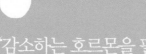

"감소하는 호르몬을 필요 이상으로
낮추지 않고 '살리는 사람'이 젊어진다."

화내는 게 무조건
나쁜 건 아니다

여기까지 읽은 독자 여러분은 호르몬의 중요성에 대해 충분히 이해했으리라 생각한다. 특히 중장년층의 독자는 인생의 후반전에 돌입한 지금부터 어떻게 호르몬을 살리는 생활로 변화할 것인가 고민스러울 것이다.

중장년이 되면 남녀를 불문하고 갱년기라는 벽에 부딪힌다. 갱년기는 성가시다. 집중력이 떨어지고 짜증이 늘고 전반적으로 의욕이 사라진다. 무엇이든 다 귀찮고 기력이 솟지 않는다. 이는 에스트로겐, 테스토스테론, 프로게스테론 등 많은 호르몬 분비의 밸런스가 붕괴하기 때문이다. 그리고 앞서 말한 아드레날린과 노르아드레날린도 '집중력의 소멸'이라는 점에서 갱년기와 연관이 있다.

원래 갱년기는 자율신경 밸런스가 무너지는 시기지만 신경전달물질인 호르몬의 기세도 줄어든다. 절대 잊지 말아야 할 것은 '줄어드는' 상황 속에서도 줄어든 상태를 최대한 이용해야 한다는 점이다. 그것만이 호르몬을 살리는 길이다.

그렇다면 필요 이상의 감소를 막으면서 어떻게 호르몬 분비를 '살릴' 수 있을까?

안티에이징과 건강을 유지하기 위해서는 이 한 가지에 집중하는 것이 중요하다. 갱년기 따위는 진지하게 생각하지 않는 사람도 있겠지만, 외면한다면 노화를 억제할 수 없다. 호르몬을 살리기 위해 가능한 일부터 시작한다면, 생리적인 노화 이외의 불필요한 노화를 방지하는 것이 가능하다.

나이를 먹으면 쉽게 화를 낸다는 말이 있는데, 실제로 그런 사람이 적지 않다. 이것도 호르몬의 영향일 가능성이 있다. 여성은 에스트로겐이 감소하여 남성화되고, 남성은 테스토스테론(안드로겐)이 감소하여 의기소침해지는데, 양쪽 모두 지금까지와는 다른 성격이 겉으로 드러나면서 짜증이 일고 화가 나는 것이다.

하지만 화를 내는 행위 자체는 아드레날린을 증가시키는

요인이 된다. 화를 내는 행위가 모두 나쁜 것은 아니다. 하나의 방법으로 이용할 수 있다. 정치에 대해 화를 낸다, 경제에 대해 화를 낸다, 국제 정세에 대해 화를 내는 등 사회 문제에 자기 감정을 드러내는 건 자연스러운 현상이다.

가까운 사람과 그런 감정으로 부딪히는 것은 옳지 않지만, 예를 들어 새로운 친구와의 사소한 의견 충돌이라든지, 회식 같은 편안한 자리에서 평소에는 하지 못했던 진솔한 얘기를 나누며 적당히 화를 내고 언성을 높이는 건 아드레날린을 분비시키는 좋은 기회다.

생각만 해도
즐거운 장소에 가라

놀이공원도 아드레날린과 노르아드레날린을 분비할 절호의 장소다. 중장년이 되면 더는 자녀를 데려갈 일이 없어 일부러 찾지 않게 되는데, 동년배끼리여도 좋으니 놀이공원을 찾아 즐겁게 지내보자. 자극적인 상황, 쾌감을 느끼는 상황, 위험을 느끼는 상황, 이런 상황들이 가득한 장소이므로 호르몬이 많이 나오는 것은 당연하다.

여기에서 중요한 것은 '웃음'이다. 웃음은 화를 내는 것 이상으로 호르몬 분비에 크게 공헌한다. 즐거운 장소에서 웃으면 다수의 호르몬 분비가 활발해진다.

잠깐 상상해보자. 허물없는 친구와 즐겁게 웃고 있는 상황과 반대로 화가 나서 상대와 언쟁하는 상황을. 어느 쪽을 상상할 때 마음이 더 좋은지는 물어볼 필요도 없다.

즐겁게 웃고 있는 상황에서는 특히 치유와 행복을 가져다주는 베타 엔도르핀이라는 호르몬의 분비 효율이 높아진다. 베타 엔도르핀은 '뇌 속의 마약'이라고 불리기도 한다. 달릴수록 쾌감을 느끼는 '러너스하이'를 일으키는 호르몬이기 때문이다. 이는 우리의 감정에서 고통을 덜어주는 역할도 한다. 웃음은 자율신경 밸런스를 정비하고 면역 담당을 활성화하는 효과가 있는데, 우리 몸에 이롭기만 한 요소라 할 수 있다.

이와 마찬가지로 뇌 속 마약의 일종으로 인식되는 호르몬에는 아세틸콜린이 있다. 아세틸콜린은 부교감신경을 움직여 전신을 완화하는 활동을 하는 동시에 운동신경(교감신경)에 자극을 전달하는 활동도 한다. 학습과 기억에 관한 호르몬으로도 주목받고 있다.

노래방과 영화관은 비교적 가벼운 마음으로 갈 수 있는 장소이며, 호르몬 분비 효율을 높일 수 있는 곳이다. 노래방에서는 큰소리를 내면서 일상의 스트레스를 발산할 수 있다. 그러나 지나치게 노래를 부르면 도판민이 과잉 분비되면서 도박 의존증과 마찬가지로 정신적인 면에 영향을 줄 수도 있다.

영화도 기분을 좋게 하는 내용이라면 호르몬 분비에 유효하지만, 보고 싶지 않은 영화를 무리해서 본다든지 관람 후에 공포감을 느낀다면 플러스 효과를 기대하기 어렵다. 반면 적당히 섬뜩함을 느끼거나 눈물을 흘리는 것은 호르몬 분비에 효과적이다.

해조류는 갑상샘 호르몬에
황금 같은 존재

이 밖에도 두근두근하는 상황에 관계된 호르몬에는 갑상샘 호르몬이 있다. 갑상샘 호르몬은 주로 세포의 대사를 촉진하는 역할을 한다. 대사를 높이는 것은 세포 전체의 활동력을 높이는 것인데, 이는 전체의 에너지 대사를 조절하기 위해 중요한 일이다. 뇌와 각 장기도 갑상샘 호르몬의 영향을 받아 성장한다.

우리는 몸의 대사율이 올라가면 활동적으로 변한다. 일상의 여러 가지 행동이 활발해지며, 어떤 일이든 적극적으로 대한다. 신진대사가 순조롭게 이루어지는 상황이므로 체온이 일정하게 유지되고 장기의 움직임이 촉진된다.

이 갑상샘 호르몬은 아이오딘(요오드)을 원료로 한다. 아이오딘은 주로 다시마나 미역 등 해조류에 풍부하게 함유되어 있다. 해산물을 좋아하는 사람은 쉽게 섭취할 수 있는 식재료지만, 과잉 섭취하면 갑상샘 이상으로 이어진다는 점을 기억하자.

갑상샘 호르몬이 너무 증가하면 바세도우병이나 플럼머병 같은 갑상샘 기능 항진증에 걸린다. 반대로 지나치게 감소하면 하시모토병 혹은 크레틴병 같은 갑상샘 기능 저하증에 걸린다. 지나친 증가나 감소가 역효과를 일으키는 것은 다른 호르몬과 마찬가지다.

덧붙여 성 기능 대사를 높이는 것(성 기능 촉진)에 관심이 있다면 프로락틴이라는 호르몬을 기억해두자. 프로락틴은 뇌하수체에서 분비된다. 여성에게는 임신과 연관된 호르몬이며, 유선(모유를 만드는 조직) 발달을 촉진하는 호르몬이기도 하다. 월경 조절의 역할을 하는 프로게스테론의 분비 유지에도 작용한다. 남성에게는 정액을 만드는 동시에 소변 배출을 조절하는 전립선의 발달을 촉진하는 호르몬이다.

프로락틴이 지나치게 증가하면 유방암, 발기 부전, 갑상샘 기능 저하, 혹은 생리 불순이나 불임을 일으키기도 한다. 반대로 지나치게 감소하면 하수체종양, 갑상샘 기능 항진증, 하수체기능저하증(쉰한 증후군)을 일으킨다.

    스트레스를 받으면 프로락틴이 지나치게 증가하므로, 지금까지 말한 리듬 운동과 일상에서 즐거운 일을 실천하면서 밸런스를 유지하는 것이 중요하다.

적당한 운동은
성호르몬을 증가시킨다

앞서 에스트로겐에 대해 이야기했지만, 여성 호르몬을 일정하게 유지하면 요통과 무릎 통증을 예방할 수 있다.

원래 여성 호르몬은 DHEA로 만들어진다. 그러므로 DHEA가 감소하지 않도록 해야 한다. DHEA를 직접 증가시키는 것은 어렵지만, 운동으로 늘리거나 어느 정도 근육이 붙으면 증가하는 것으로 판명되었다.

그중에서도 특히 하반신을 단련하는 운동이 매우 효과적이다. 이는 근육의 구성과 관련이 있다. 사람은 전체 근육의 70퍼센트 정도가 하반신에 있으므로 운동으로 근육을 사용하면 성호르몬이 소비되고, 그 결과 DHEA를 생산하는 활동이 활발해진다.

남성이든 여성이든 세대를 불문하고 DHEA라는 성호르몬이 분비되어 활동 에너지를 만들기 위해서 규칙적인 운동은 꼭 필요하다. 스쿼과 워킹을 추천하는 이유도 여기에 있다. 반대로 하드 워크, 예를 들어 프로 스포츠 선수와 같은 양의 운동을 하면 엄청난 스트레스가 된다. 앞서 이미 말했지만, 스트레스 과다일 때는 코르티솔이 나오고 이 코르티솔이 DHEA를 소비해버린다.

그러므로 과도하지 않은 범위, 자신의 심장 박동 수가 평상시보다 20~30퍼센트 정도 증가한 수준의 운동을 해야 한다. 이미 말했듯 거리와 횟수를 타인과 비교할 필요는 없다.

그리고 커뮤니케이션 호르몬의 대표인 옥시토신이 '기억력을 높인다'는 연구 논문이 발표되었다. 옥시토신은 분만과 젖의 분비를 돕고 산모와 아이의 강한 유대를 만드는 신뢰감에도 관여하는 것으로 알려졌지만, 그 밖에 기억력을 활성화하는 힘이 있다는 보고가 있다. 호르몬에는 아직 밝혀지지 않은 미지의 힘이 숨겨져 있다.

하나의 호르몬은
다양한 얼굴을 갖고 있다

그렇다면 지금까지 설명한 호르몬 중에서 대표적인 것을 분류해보자. 보기 편하도록 키워드로 카테고리를 분류했다. 여러 가지 키워드가 겹치는 호르몬이 많다는 사실은 여기까지 읽은 독자라면 충분히 이해할 것으로 생각한다.

- 안티에이징 호르몬: 성장 호르몬, 멜라토닌, DHEA
- 남성 호르몬: 테스토스테론, 안드로겐

- 짜증 호르몬: 에스트로겐, 프로게스테론
- 수면의 질을 높이는 호르몬: 성장 호르몬, 멜라토닌, 프로스타글란딘 D_2
- 다이어트·각성·스트레스 호르몬: 코르티솔
- 커뮤니케이션 계열 호르몬: 옥시토신, 세로토닌
- 집중력 호르몬: 아드레날린, 노르아드레날린
- 피부·골대사 호르몬: 에스트로겐
- 닥터 호르몬: 성장 호르몬, 멜라토닌
- 행복 호르몬: 세로토닌
- 보람·학습 호르몬: 노르아드레날린, 아드레날린, 도파민
- 치유와 희열 호르몬: 베타 엔도르핀
- 몸의 재생을 돕는 호르몬: 멜라토닌
- 식욕 증진 호르몬: 그렐린
- 식욕 억제 호르몬: 렙틴
- 대사율을 높이는 호르몬: 갑상샘 호르몬
- 혈당 억제 호르몬: 인슐린
- 혈당 촉진 호르몬: 코르티솔

이렇게 여러 범주로 정리해보았다. 일상의 식생활, 사고나 행동 등 생활 습관을 점검할 때 참고하자.

호르몬은 우리 몸을 제어하는
거대한 시스템이다

사실 사람의 체내에는 지금까지 설명한 호르몬보다 훨씬 많은 100종류 이상의 호르몬이 있다. 이런 호르몬 작용은 다음 네 가지로 크게 구분할 수 있다.

체내 환경의 유지
성장과 발생
에너지 생성, 이용, 저장
생식 기능

호르몬 중에는 호르몬의 분비 자체를 조절하는 호르몬이 있으며, 이 호르몬을 '호르몬 방출 호르몬', '호르몬 억제 호르몬'이라고 부른다.

이 호르몬은 뇌의 시상하부에서 분비되는데, 시상하부에서 생산되는 호르몬은 스트레스와 환경 인자 같은 외부 자극과 생체 리듬, 정서 같은 내부 자극과 그 외의 호르몬에 의해 피드백 조절을 받는다. 즉, 모든 호르몬은 전신을 무대로 하는 호르몬 동지 간의 연계와 호르몬 이외의 요인과의 연계 속에서 작용한다. 호르몬은 단독이 아닌 '연계 플레이'로 일한다.

그중에서 성장 호르몬은 대부분의 신체 부위의 성장, 신진 대사에 관여하며, 갑상샘에서 분비되는 티록신은 대부분 세포에서 화학 반응의 속도를 증가시킨다. 그 외의 호르몬은 그 호르몬의 스위치(수용체)를 가진 조직에서만 작용하는데, 대부분 호르몬은 자체 기능의 제어에 따라 주요한 역할을 완수한다. 마치 호르몬은 우리의 몸속에서 '거대 제어 시스템'을 구축하고 있는 것과 같다.

하나의 호르몬이 다양한 얼굴을 가지고 있는 것도 호르몬의 특징 중 하나다. 특히 독특한 것이 멜라토닌이다. 수면 계열 호르몬일 때는 주로 뇌에 작용하여 수면 전후 시간대부터 힘을 발휘한다. 하지만 소거 계열 호르몬일 때는 혈액 뇌 관문을 통과하여 부교감신경이 우위가 되면, 느슨해지는 모세혈관을 통과해 전신을 여행하며 몸의 녹을 방지한다.

하지만 멜라토닌이 낮아지면, 즉 날이 밝아질 때 잠을 자면 멜라토닌이 분비되지 않아 어느 쪽으로도 힘을 발휘하지 못한다. 혹은 밤이 되어도 교감신경이 높은 상태에서 잠을 자기 때문에 모세혈관이 느슨해지지 않아 멜라토닌이 체내를 청소하는 역할을 충분히 완수할 수 없다. 이처럼 호르몬의 성질 측면에서 체내 리듬과 타이밍, 환경이 어긋나면 그 힘을 충분히 발휘할 수 없게 된다.

우리 몸은
체내 시계에 맞춰 움직인다

호르몬 중에는 의식적으로 어느 정도 컨트롤 가능한 것과 불가능한 것이 있다. 의식적으로 컨트롤 가능한 호르몬을 활발하게 해 노화 방지로 이어지는 안티에이징 호르몬을 살리는 법칙은 다음과 같다.

체내 시계(시계유전자)가 제대로 작동하고 있다.
자율신경이 제대로 작동하고 있다.
혈관이 제대로 작동하고 있다.

이것이 호르몬을 살리는 '세 가지 황금 규칙'이다. 반드시 기억해두자.

체내 시계란 태어날 때부터 우리 몸에 탑재된 '시간을 새기는 기능'이다. 우리의 몸속에는 체내 시계를 기본으로 생체 리듬이 만들어진다. 지구의 자전에 따라 하루는 24시간이라는 주기를 갖게 되는데, 해가 뜨고 해가 지는 매일의 자연 현상에 적응하기 위한 생체 리듬(25시간 11분의 서캐디언 리듬)을 만드는 것이 바로 체내 시계다.

체내 시계는 시계유전자에 의해 컨트롤된다. 중요한 점은 체내 시계는 시간을 새길 뿐 아니라, 낮에는 교감신경 우위, 밤에는 부교감신경 우위인 자율신경의 시간표와 여러 가지 호르몬 분비의 시간표를 관리하고 있다는 것이다.

예를 들어, 밤낮이 뒤바뀐 생활을 계속하면 자율신경이 정상적으로 작동하지 못할뿐더러 계획된 시간대에 호르몬이 생산되지 못해 호르몬 밸런스가 무너지고 만다. 체내 시계가 제대로 작동하도록 하는 것이 호르몬 밸런스를 정비하고 호르몬을 살리는 길이다.

또한, 호르몬은 몸 안팎의 환경에 대응하여 자율신경과 함께 몸을 컨트롤하기 위해 움직인다. 자율신경이 제대로 작동하면 혈관의 움직임을 돕고 호르몬의 움직임을 돕는다. 즉, 체내 시계를 기반으로 자율신경 밸런스를 정비하는 것은 혈관의 힘을 끌어내고 호르몬을 활발하게 한다는 의미에서 매우 중요하다. 낮에는 교감신경이, 밤에는 부교감신경이 각각 우위가 됨으로써 그 시간대에 작용해야 할 호르몬이 생산될 뿐만 아니라 제대로 작용할 수 있게 한다.

혈관은 호르몬을 운반하는
중요한 통로다

지금부터 혈관에 대해 자세히 설명하려고 한다. 여기서 말하는 혈관이란 모세혈관을 말한다.

우리의 전신을 감싸고 있는 모세혈관은 동맥과 정맥을 연결하는 역할 이외에도 매우 중요한 임무를 맡고 있다. 그것은 바로 다음과 같다.

❶ 생리 활성 물질을 분비하여 혈관을 보호한다.

❷ 일산화탄소와 엔도세린 같은 혈관에 작용하는 물질을 분비하여 혈관의 수축과 이완을 조절한다.

❸ 혈액을 타고 산소, 영양소, 호르몬 등을 운반한다.

❹ 혈액 중의 산소나 영양소, 호르몬을 조직으로 운반하여 이산화탄소와 노폐물을 조직에서 혈액으로 다시 끌어오는 '최전선의 현장'이다.

모세혈관은 총 길이가 약 10만 킬로미터이며 신경(자율신경)이 나란히 주행한다. 자율신경과 모세혈관은 실로 밀접한 관계에 있다. 자율신경에 따른 제어 때문에 교감신경이 우위인 시간에는 모세혈관이 닫히고, 부교감신경이 우위인 시간에는 모세혈관이 느슨해져서 혈류를 컨트롤한다.

예를 들어, 밤에 부교감신경이 우위를 차지하면 모세혈관이 이완되고 그로 인해 열이 방출되어 심부 체온이 내려가 깊은 잠을 잘 수 있다. 동시에 모세혈관의 이완으로 모세혈관을 통하는 호르몬, 영양소, 산소를 운반하기 쉬워지며, 멜라토닌과 성장 호르몬도 수면 중에 전신으로 운반되어 현장(세포, 조직)에 인도할 수 있게 된다.

혈관이 꽉 막히면
전신은 혼란에 빠진다

자율신경은 혈관의 조절을 담당하고 있으므로 혈관은 '내가 지금 현재, 어떤 상황에서 생활하고 있는가?'에 의해 크게 좌우된다.

예를 들어, 업무 스트레스로 정신적인 압박을 받는다든가, 부부 관계나 부모 자식과의 관계가 삐꺽거린다든가, 교우 관계로 고민하는 상황이라면 낮뿐만 아니라 밤에도 교감신경이 과다인 상태가 된다. 그 결과 혈관은 꽉 닫히고, 수축한 혈관은 호르몬을 운반하기 어려운 환경이 된다.

폭설이나 폭우로 인해 길이 막히는 상황을 상상해보라. 평소처럼 걷고, 자전거를 타고, 자동차를 운전하기 어려워지는데, 이때 심각한 난관에 봉착하게 되는 게 '물류'다. 개인이나 법인 앞으로 배달해야 할 화물을 기상 조건 악화로 지정 일에 배송하지 못하게 된다.

평소에는 편도 2차선이나 3차선 도로로 잘 달릴 수 있는데, 혈관이 어떤 사정으로 꽉 막혀서 편도 1차선에 이열 종대로 호르몬을 싣고 운반차가 들어가는 모습을 상상해보기 바란다. 물론 혈액은 호르몬만 운반하지 않는다. 운반하는 수많은 물질 속에 호르몬도 포함되어 있으니 더욱 혼란스러운 상황이다.

전신에 도착해야 할 여러 가지 호르몬과 영양소가 도착하지 않으면, 교감신경이 흥분된 상태가 계속되어 짜증이 난다. 이런 상태가 지속하고 그로 인해 지친 나머지 갑자기 몸이 푹 꺼지는 극단적인 상태가 되면, 혈관이 수축하거나 이완되는 '개폐 상황'이 정상적으로 작용하지 못한다는 증거다.

그리고 이런 상황이 계속되면 긴장감이 높아지는 동시에 코르티솔이 분비된다. 혈관은 열려야 할 때 열리고, 닫혀야 할 때 닫혀야 정상적인 상태다. 그것을 방해하는 것은 스트레스, 노화, 병, 운동 부족, 엉망인 식생활, 밤낮이 바뀐 생활이다.

혈관은 시계유전자의
지시에 따라 신호를 바꾼다

여기에는 자율신경뿐 아니라 체내 시계도 관계가 있다. 이 체내 시계를 조작하는 시계유전자가 관여한다. 이것을 알기 쉽게 표현하면, 시계유전자는 체내의 방대한 물류를 관리하는 역할, 앞서 이야기한 도로에 빗대면 '신호를 빨강이나 파랑으로 바꾸는 역할'을 수행한다.

하루는 24시간이다. 특정 시간부터 일정한 시간까지는 파랑이지만, 또 다른 시간대에는 신호가 황색으로 바뀐다. 이 상태가 지속되면 빨강으로 바뀐다. 시계유전자에는 이러한 경고를 하는 역할도 있다.

혈관은 시계유전자의 지시에 따라 평소에는 규칙적으로 신호를 바꾼다. 그 결과 혈류의 루트는 문제없이 유지되고 호르몬을 포함한 여러 가지 물질이 각각의 장소에 도착하지만, 그 '배송'이 늦어지기 시작하면 문제가 발생한다.

'출발해야 할 시간대에 출발하고, 도착해야 할 시간대에 도착한다.' 이렇게 어느 정도 규칙적으로 움직이면, 호르몬은 우리에게 효과적으로 작용한다.

예를 들면, 멜라토닌을 낮 시간대에 대량으로 배달한다고 해도 곤란하다. 체내 시계가 고장 나지 않으면 이런 상황은 일어나지 않는다. 그러나 불규칙한 생활을 지속하거나 생활 리듬이 급하게 무너지면 체내 시계는 정확한 시각으로 움직이지 못한다.

스트레스를 받아 교감신경이 과잉되어 혈관이 수축하면 코르티솔이 많이 분비된다. 그렇지 않아도 좁아진 혈관이라는 도로의 폭이 더욱 좁아져서 많은 호르몬의 운빈을 방해할 뿐만 아니라, 그 시간대에 나와야 할 호르몬 분비를 코르티솔이 방해해 건강과 젊음을 유지하는 데 중요한 DHEA를 낭비하게 된다. 따라서 병적인 노화가 진행되는 것이다.

혈류는 낮과 밤에
움직임이 완전히 바뀐다

혈관의 활동에는 사이클이 있다. 수면 후반부터 올라가기 시작하는 '각성 계열 호르몬'이기도 한 코르티솔의 분비는 기상 20분 후 정도에 최고치에 도달하고, 우리의 몸은 교감신경 모드로 본격적으로 전환한다. 즉, 몸의 활동성이 증가한다.

부교감신경 모드에서는 말초의 모세혈관에 혈액을 보내 전신 세포, 장기를 열심히 회복하게 하지만, 교감신경 모드는 전신의 활동성을 높이는 방향으로 전환한다.

지방에 있는 고향 집에 간 사람이 다시 도시로 돌아오거나,

긴 연휴에 해외로 휴가를 떠났던 사람이 집으로 돌아오는 것과 비슷하다. 눈, 위, 폐, 뇌, 심장 등 체내를 곧바로 움직이는 중심부로 혈류가 돌아온다. 물류가 집중되는 것이다.

잠에서 깨어나 움직일 때는 대량의 호흡이 필요하며, 소화기간에는 여러 가지 음식물이 들어오기 때문에 활동이 활발해지고 뇌(뇌 신경)의 활동도 활발해진다. 그러므로 이를 위해서는 대량의 혈류가 필요하다.

하지만 낮 시간대에 교감신경이 우위가 된다고 해도 부교감신경이 완전히 제로가 되는 것은 아니다. 낮에도 가끔 부교감신경을 상승시키는 것이 중요하다. 계속 교감신경이 우위에 있으면 스트레스 과잉 상태가 되기 때문이다.

그리고 몸의 중심에 혈류를 집중하는 시간대라도 말초 모세혈관에 혈류를 보내지 않으면 안 된다. 모든 것은 밸런스가 중요하며, 어느 쪽이 우위를 차지할 것인가가 문제다.

덧붙여 혈류가 한쪽으로 치우쳐 관리 및 제어를 할 수 없어지면 장기와 수족 등의 기관에 산소, 영양소, 호르몬 공급이 부족해질 가능성이 있다. 전신의 건강, 항상성을 유지하기 위해서 혈액은 정기적으로 산소, 영양소, 호르몬이 공급되지 않으면 안 된다.

그리고 이것은 밤 시간대에도 마찬가지다. 낮에 중심부를 향했던 혈류는 밤 시간대, 특히 잠을 자는 시간에는 혈관이 느슨해지므로 말초 모세혈관으로 대량의 피가 흘러들어, 낮 동안의 활동으로 손상된 혈관, 근육, 그들을 구성하는 막대한 수의 세포를 리뉴얼한다. 이것이 시계유전자에 따라 움직이는 모세혈관 메커니즘이다. 혈류, 혈관의 활동 포인트를 정리하면 아래와 같다.

- 혈관은 몸의 에너지 원천인 혈액을 운반한다.
- 혈액은 산소 등과 함께 호르몬을 운반한다.
- 혈류가 정체하는 원인에는 스트레스, 병, 생활 습관 등이 있다.
- 아침에 일어나 활동 모드에 들어갈 때는 몸의 중심부로 혈류가 향한다.
- 중심부란 눈, 위, 폐, 뇌, 심장, 장 등 작동의 중심이 되는 기관이다.
- 수면 시 휴식 모드에는 혈관이 이완되어 말초 모세혈관으로 혈류가 향한다.
- 혈관은 시계유전자에 의해 이완하고 수축한다.
- 혈관은 자율신경의 영향을 항상 받는다.

밤 8시 이후의 식사는
수면을 방해한다

시계유전자에 따라 기상 후에는 교감신경이 우위를 차지한다. 그리고 조식 시간에는 주로 소화 기간 계열에 많은 혈액이 필요하다. 이후 낮의 활동으로 이동하는데, 일하는 사람은 뇌의 활동이 집중되므로 이곳으로 혈류가 향한다. 어느 쪽이든 교감신경에 스위치가 켜지고, 약간 우위가 된 상황에서 그런 움직임이 발생한다.

점심시간이 되면 다시 소화 기관인 위장에 혈류가 집중된다. 낮이 지나 슬슬 일몰을 향해 어두워지기 시작하면, 점차 부교감신경이 왕성해지기 시작하고 혈류가 중심에서 조금씩 멀어져 열리기 시작한 말초 모세혈관으로 집중된다.

가령 오전 7시에 기상한다고 하면, 부교감신경이 왕성해지는 것은 대체로 기상하고 열한 시간에서 열두 시간 후인 오후 6시나 오후 7시 정도다. 단, 말초가 우위가 되어도 우리는 저녁 식사를 먹는다. 부교감신경이 우위가 되려고 하는 시간대에 저녁을 먹게 되므로 혈류가 다시 중심부(소화 기관)로 돌아가는 현상이 일어난다.

수면 계열 호르몬을 올바르게 분비하기 위해서는 소화 기관에서 말초 모세혈관으로 우위가 바뀌어야 하는데, 그 '혈관 우위성의 전환'을 위해서 취침 세 시간 전, 늦어도 두 시간 전에는 저녁 식사를 마칠 필요가 있다. 그렇지 않으면 중심부로 모여든 대량의 혈액이 말초로 돌아갈 준비가 안 된 채로 수면 시간을 맞이하게 되기 때문이다.

음식물의 소화 활동은 부교감신경이 지배하는데, 위에 잔류물이 있으면 그 자체가 강한 자극이 되어 부교감신경이 우위가 되기 어려워진다. 결과적으로 교감신경이 우위가 되기 때문에 자율신경 밸런스가 무너진다.

오후 7시나 8시 정도에 식사를 마치면 오후 11시 정도에는 위 속 음식물의 소화가 끝나기 때문에 취침 시간을 향해서 부교감신경이 상승할 수 있다. 규칙적으로 식사 시간을 조절하는 것과 더불어 방의 조명을 낮추거나 컴퓨터와 스마트폰, 게임 등을 그만두고, 욕조에서 긴장을 풀거나 스트레칭을 하거나 복식호흡을 하는 등 '부교감신경을 높이기 위한 궁리'를 한다면 모세혈관의 혈류 증가와 함께 질 좋은 수면이 가능해 전신을 재생공장으로 만들어 호르몬을 살릴 수 있다.

시계유전자는 체내 시계를 지배한다.

체내 시계는 자율신경을 관리한다.

자율신경은 혈관에 영향을 준다.

혈관은 혈류의 양을 정한다.

혈류는 호르몬의 운반을 좌우한다.

앞서 호르몬을 살리는 '세 가지 황금 법칙'에서 체내 시계(시계유전자), 자율신경, 혈관을 다뤘는데, 이들을 둘러싼 스토리를 위와 같이 정리할 수 있다.

여성에게
테스토스테론은 적인가?

이제는 '육식녀', '초식남'이라는 말이 완전히 정착한 느낌이다. 활동적인가, 활동적이지 않은가의 성질을 동물에 빗대어 표현한 단어지만, 이 책을 읽고 있는 독자라면 이것이 호르몬과 중요한 관계가 있다는 사실을 바로 눈치챌 것이다.

육식녀, 흔히 말하는 활동적인 여성은 남성 호르몬과 관계가 있다. 근육이 발달하고 성욕이 강해지고, 적극적이 되는 것은 남성 호르몬의 대표인 테스토스테론이 만들어내는 성질이다.

남성의 경우도 테스토스테론과 관련이 있으며, 그 밖에

DHEA와도 관련이 있다. 이 두 가지가 저하되면 집중력과 적극성이 떨어진다. 기력, 대사력 그리고 성욕도 저하된다. 초식남이라는 명칭은 어딘지 모르게 차분하고 소극적이며, 앞으로 나서지 않는 남성을 비꼬는 말처럼 들린다. 하지만 중장년층 남성도 테스토스테론이 감소하는 상태를 내버려 두면 초식남이 된다.

반대로 테스토스테론이 상승하면 근육량이 증가하고, 지방이 저하되며, 혈관의 노화를 예방한다. 또 기력이 증가하고, 항산화 작용이 상승하며, 적극적으로 행동하게 된다. 남녀를 불문하고 이러한 변화가 생긴다.

테스토스테론을 증가시키기 위해서는 식사 이외에도 근육(근력)을 단련하는 것이 지름길이다. 이를 위해서는 리듬 운동, 유산소 운동과 무산소 운동의 조합이 중요하다. 근육을 움직이면 테스토스테론의 분비가 촉진된다.

하지만 이렇게 말하면 여성은 대체로 거부 반응을 보인다. 왜냐하면, 테스토스테론이 증가하면 남성화되지 않을까 하는 걱정 때문이다. 꾸준히 운동하는 사람은 그런 걱정을 하지 않지만, 평소에 전혀 운동하지 않는 사람, 운동의 필요성을 느끼지만 핑계를 대며 하지 않는 사람이 이런 종류의 걱정을 한다.

다이어트에
테스토스테론을 이용하자

"근육을 단련하고 싶지 않다"고 말하는 여성이 많다. 그 마음은 이해할 수 있다. 하지만 나는 앞서 이렇게 이야기했다. '테스토스테론이 상승하면 근육량이 올라가고 지방이 저하되며 혈관의 노화를 예방한다. 또 기력이 증가하고 항산화 작용이 상승하며 적극적으로 행동한다. 남녀를 불문하고 이러한 변화가 생긴다.'

이해하겠는가? 테스토스테론은 '다이어트'에 꼭 필요한 역할을 한다. 근육량을 늘릴 필요는 없지만, 최소한의 근육을 유지하지 못하면 운동 기능에 지장을 초래한다.

근육이 절정기를 맞이하는 것은 20대까지다. 그 이후에는 감소하기 시작하므로 의도적으로 근육을 단련하지 않으면 반대로 지방이 점점 늘어나기 시작한다.

남성은 근육을 싫어하는 경향이 적지만, 여성은 에스트로겐의 특징인 둥그스름한 체형과 단아함을 이상적인 체형으로 꼽는다. 하지만 근육, 근력이 떨어지면 일상생활에 지장을 준다.

40~60대 중장년 중에는 운동으로 몸에 근육이 붙으면 전신이 근육질이 되어 반대로 신체 기능에 부담이 된다고 생각하는 사람이 있다. 사실은 정반대다. 근력이 저하되면 전신에 지방이 차는 느낌이 들고, 가장 먼저 기초 대사가 떨어진다. 대사율이 저하되기 시작하면 혈류의 흐름에 영향을 미치기 때문에 결과적으로 호르몬 밸런스가 무너져 더욱 살찌기 쉬운 체질로 변한다.

앞서 말했지만 원래 여성에게도 남성 호르몬이 있으므로 테스토스테론을 싫어할 필요는 없다(물론 남성에게도 여성 호르몬이 있다). 나이를 먹어도 더욱 활동적인 사람이 되기 위해서는 이 '남성 호르몬을 적당히 활용하는 것'이 중요하다.

대부분 여성은 에스트로겐의 매력에 빠져 있지만, 중장년층은 에스트로겐에 눈을 떼지 않으면서 테스토스테론에도 주목해야 한다. 무엇이든 밸런스가 중요하다. 밸런스를 유지하면 살이 빠지고, 날씬한 체형이 되고, 몸매가 예뻐진다. 나이를 먹어갈수록 활력이 떨어지는 것이 아니라 반대로 활력이 상승하면서 몸매까지 좋아진다.

아무것도 하지 않아도
젊어 보이는 사람의 비밀

어느 나이라도 동년배가 열 명 정도 모이면 늙어 보이는 사람, 제 나이로 보이는 사람, 젊어 보이는 사람으로 나뉜다. 개중에는 화장을 하거나 성형을 해서 물리적으로 젊음을 되돌리려는 사람도 있지만, 아무것도 하지 않아도 젊어 보이는 사람은 대부분 몸속부터 젊다.

하지만 그들도 시간이 지나면서 노화하기 시작한다. 이것은 생리적인 노화이며, 최첨단의 연구 성과로도 피할 길이 없다. 하지만 젊어 보이는 사람은 불필요한 노화가 진전되지 않기 때문에 동년배들에 비해 젊음을 유지할 수 있다.

불필요한 노화란 병적인 노화를 말한다. 문자 그대로 병이 원인이 되는 경우도 있고, 생활 습관의 붕괴가 원인인 경우도 있다. 어느 쪽이든 현대 의학에서는 그 원인을 상당수 밝혀냈으므로, 이를 적극적으로 개선하면 불필요한 노화를 예방할 수 있다. 이런 의미에서 현대 사회는 '나이 먹는 것을 어느 정도 억제할 수 있는 시대가 되었다'고 할 수 있다.

한편 우리의 몸은 상상 이상으로 정밀하게 만들어져 있으며, 훌륭한 억제 시스템을 갖고 있다. 그 대표적인 것이 호르몬이며, 현대 의학의 진보와 함께 호르몬에 대한 연구가 진행되고 있다.

특히 일상생활과 밀접하게 연결된 연구 성과가 지속해서 쏟아지고 있으며, 그것을 적극적으로 생활 습관에 녹여내면 호르몬이라는 훌륭한 제어 시스템을 실생활 속에서 활용하는 것이 가능해진다.

이 책에서 말하는 노하우를 모두 실천하는 것은 어려울지 모르지만, 가능한 것부터 행동으로 옮기면 일상생활에서 호르몬을 살릴 수 있게 될 것이다. 그렇게 되면 불필요한 노화는 평생 일어나지 않을 것이다.

호르몬을 살리는 노하우를 알려준다는 점에서 이 책은 지금까지와는 다른 획기적인 시도다. 또 과학이 아직 따라가지 못한 부분도 있으므로, 매일 연구에 매진하는 한편 이 책에서 다루지 않은 연구 테마도 탐구할 계획이다. 그리고 그 성과를 또 다른 기회를 통해 독자 여러분께 전할 수 있기를 바란다.

이 책의 내용을 활용해 지금 당장 할 수 있는 것들을 실천하여 건강하고 젊게 사는 시간을 연장하길 바란다. 또한, 당신의 몸이 가진 본래의 힘을 끌어내고, 건강한 생활을 영위하는 데 조금이라도 도움이 된다면 매우 기쁠 것이다.

하버드대학 의학부 교수실에서

옮긴이 이연희

인하대학교 경제통상학부를 졸업하고 일본 기업에서 근무했다. 바른번역 일본어 번역가 과정을 수료하고, 현재 단행본 기획 및 번역을 하고 있다. 책 한 권만 있으면 시간과 장소에 상관없이 어디든 떠날 수 있는 독서 여행가이기도 하다. 옮긴 책으로 『몽벨의 7가지 결단』, 『최초의 한입』, 『고양이 사진 잘 찍는 비밀 레시피』, 『도해 갑자기 그림을 잘 그리게 되는 법』, 『소설, 깊이 들여다보기』, 『별을 쫓는 아이』 등이 있다.

하버드 의대가 밝혀낸 젊고 건강한 사람의 비밀

호르몬 밸런스

초판 1쇄 발행 2016년 9월 26일
초판 17쇄 발행 2024년 8월 9일

지은이 네고로 히데유키
옮긴이 이연희
펴낸이 김선식

부사장 김은영
콘텐츠사업본부장 박현미
콘텐츠사업4팀장 임소연 **콘텐츠사업4팀** 황정민, 박윤아, 옥다애, 백지윤
마케팅본부장 권장규 **마케팅1팀** 최혜령, 오서영, 문서희 **채널1팀** 박태준
미디어홍보본부장 정명찬 **브랜드관리팀** 안지혜, 오수미, 김은지, 이소영
뉴미디어팀 김민정, 이지은, 홍수경, 서가을 **크레이티브팀** 임유나, 변승주, 김화정, 장세진, 박장미, 박주현
지식교양팀 이수인, 염아라, 석찬미, 김혜원, 백지은
편집관리팀 조세현, 김호주, 백설희 **저작권팀** 한승빈, 이슬, 윤제희
재무관리팀 하미선, 윤이경, 김재경, 임혜정, 이슬기
인사총무팀 강미숙, 지석배, 김혜진, 황종원
제작관리팀 이소현, 김소영, 김진경, 최완규, 이지우, 박예찬
물류관리팀 김형기, 김선민, 주정훈, 김진진, 한유현, 전태연, 양문현, 이민운

펴낸곳 다산북스 **출판등록** 2005년 12월 23일 제313-2005-00277호
주소 경기도 파주시 회동길 490 다산북스 파주사옥 3층
전화 02-704-1724 **팩스** 02-703-2219 **이메일** dasanbooks@dasanbooks.com
홈페이지 www.dasanbooks.com **블로그** blog.naver.com/dasan_books
종이 스마일몬스터 **출력・인쇄** 민언프린텍 **후가공** 평창P&G **제본** 국일문화사

ISBN 979-11-306-0977-5 (03510)

다산북스(DASANBOOKS)는 책에 관한 독자 여러분의 아이디어와 원고를 기쁜 마음으로 기다리고 있습니다.
출간을 원하는 분은 다산북스 홈페이지 '원고 투고' 항목에 출간 기획서와 원고 샘플 등을 보내주세요.
머뭇거리지 말고 문을 두드리세요.